U0142175

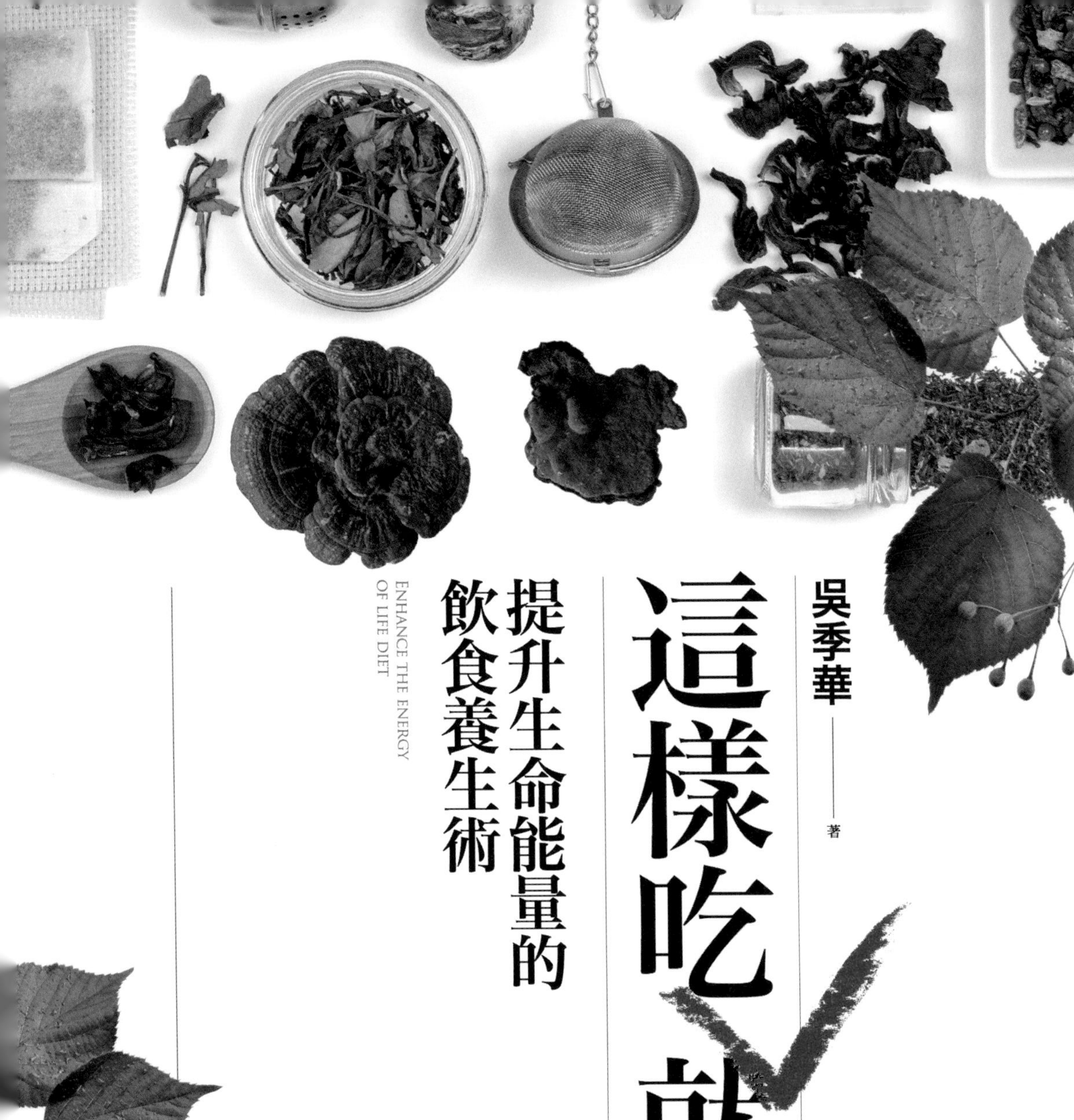

這樣吃就對了

提升生命能量的飲食養生術

ENHANCE THE ENERGY OF LIFE DIET

吳季華——著

書泉出版社 印行

目錄

5 小兵立大功：酵素

三級營養篇

6 現代人的解毒劑：靈芝

7 解毒抗癌之王：樟芝

健康全方位

8 抗老的關鍵：抗自由基氧化物

9 斷食健康法

10 時間醫學的力量

11 面部望診簡介

12 心健康，人就健康

推薦序

推薦序

江 序

我與吳季華教授相識十多年了，經常與他合作共同研究有關光電在生醫方面的應用。他總是充滿活力及幹勁，做研究的精神是鍥而不捨，從不放棄，光是從「光電」領域走到「醫學」領域這個精神就讓人十分欽佩，期間被多少事情阻礙都難不倒他，例如：在沒經費、沒人、沒設備的情形下，他依然持續不斷的做研究及發表論文。他最近所發表的「低能量雷射光影響腦波」的兩篇國際期刊論文，就是其研究九年的成果。研究期間不斷地碰壁，沒有儀器就設計儀器，沒有經費就去公司當顧問，加上自己的薪資去購買一些儀器及給受測者費用，沒有醫院的人體試驗之許可就與醫生合作，用真誠感動了不少醫生願意與其合作。有時實驗資料沒有統計意義，就不斷地改良儀器及重新設計實驗，逐步克服上述的問題，終於有了研究成果，也使其獲得國科會的補助。就在這樣克難的環境中，吳教授所專精的雷射針灸在醫學界有愈來愈多的發現及發明。吳教授不只專注於專業的研究，也懷抱濟世救人的情懷，時時提醒周遭的人，保健及養生的重要，因此對於他即將出版的新書一點也不意外。

但若從其研究領域來看似乎是南轅北轍，因為他是光電博士，從雷射測距儀、光電水平儀、光學式測脈儀、太陽能直流系統、雷射針灸、氣功研究、腦波研究等皆有涉獵，並有許多專利及國際期刊論文，這是可以理解的。但是他會涉獵「菌類學」，就讓一般人很驚訝！我知道他二十多年前為了讓自己及其母親服用靈芝，光是研讀的靈芝書籍及期刊就不知道有多少，因此也曾任生技公司的顧問，又知道他年輕時曾經因為手傷而造成重大傷害，加上他為了母親的身體健康，不斷地學習及研究，今天不但使其母親重拾健康，更將心比心不斷推廣養生保健觀念，因此陸續有雷射針灸、超簡單養生功等書籍的問世，他的用心，值得我們嘉許！就如同日本的木村秋則先生為了不再使用農藥來噴灑所種植的蘋果，以免他的妻子過敏，而不斷地研究，在山窮水盡之際，九年慘淡的光景，終於蘋果開花結果，不用農藥、不用肥料的「自然農法」誕生了！

兩人還真有許多相似的人格特質呢！這本書針對初級與三級營養學做探討，對於我們現在嚴重的食安問題，是本值得參考的書籍。在本書中，吳教授另外在三級機能性食品——靈芝及樟芝的服用反應、保健功能、循經排毒現象及調整身體的實際效果等皆有深入的探討。若不是有心，豈能在如此忙碌的生活裡寫完此書，尤其是靈芝、樟芝的循經排毒現象，有許多珍貴的照片，利用面相學來看身體的健康以及熱像儀的應用，更是讓人驚奇，讓三級機能性食品靈芝、樟芝的「循經排毒現象」有了明確的證據。

這本書是吳教授二十多年應用靈芝、樟芝的心得，已使用靈芝、樟芝者值得一讀再讀，剛服用者不啻是一個最好的參考書，故值得大力推薦！

江昭皚 教授
2014/3/15 傍晚於臺北
國立臺灣大學 生物產業機電工程學系教授
國立臺灣大學 生物產業自動化教學及研究中心主任
國立臺灣大學 Intel-臺大創新研究中心研究員

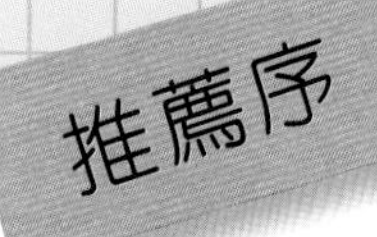

林 序

季華是我見過最怪胎的教授，搞光電、搞生物醫學、搞太陽能發電、搞雨水利用、搞有機農業、搞雷射針灸、搞氣功，盡搞些南轅北轍的絕活，但卻樣樣成效非凡，現在又搞出一本養生鉅作，簡直一鳴驚人。

本來我自以為在學界一路辛苦，但比起季華，猛然覺得自己只是一個養尊處優、占盡便宜的幸運兒，而季華卻是一路走來千辛萬苦，卻對社會做出最實質貢獻的苦行僧。我之所以深感自慚，乃有感於國立大學教授乃是享盡國家資源、社會公器、菁英學子之賜，踩在別人血汗之上而發光發亮的驕子，其光亮不值為傲。

我之所以欽佩季華，是看見他從基層的技士、專案經理、博士後研究員，再進入生物醫學工程學系任教職，在少子化之私立大學壓力下，沒經費、沒人、沒設備、到處碰壁、受門戶排擠的情形下，自費買儀器、自己設計實驗，能持續不斷研究並發表超越其光電領域的醫學論文，用真誠感動了許多醫生與其合作，甚至發明雷射針灸設備去救人。比起充斥學界的假論文，我可以感受他的論文才是深刻體驗的真學術，比起正統醫學的偏見，他的養生之道才是仁心仁術的真醫學。

他是一位深刻理解宇宙真理而徹底實踐的科學家，因為我看見他在自家裝設太陽能光電、雨水利用設備，讓電力公司、水公司以為他偷水偷電；我看見他在自家陽台，以有機方式種植水蜜桃而結實纍纍；我看見他為了醫治母親的慢性病，戮力專研靈芝與養生醫學而讓其母親脫離久病之苦。某次聚會，我曾經接受他一晚的簡易養生課程，回家只是遵照操練就能呼呼大睡、一覺到天亮，如此平凡而神奇的養生學，難道不是季華科學實踐的印證嗎？我從他身上可深刻體會到真正養生的科學實踐，他勸人吃素求健康，是基於能量與磁場的科學見解，他的養生立書乃來自其深刻的生物醫學研究。為了挑戰健康之道，季華由光電跨入重重障礙的醫學白色之塔而感動了醫生；為了救其母親潛學習醫而發現靈芝之藥理；為了實踐生機飲食，自己在陽台種出自然農法的蘋果，如此怪咖的教授，其養生之論還值得懷疑嗎？

每次與季華同台演講，看到他總有一群社會耆老、婆婆媽媽湧至現場，為其搖旗吶喊、加油打氣，原來這些都是季華在大學通識推廣班或在外義務教授養生氣功課程的粉絲團，這些均是季華為人真心、愛心、耐心的回饋，也是季華養生之道的活見證。我在大學象牙之塔混了三十年，見慣了學閥交爭利與造假論文之醜陋，如今終於感到光明的一面而深感安慰。見了季華的社會實踐，除自覺慚愧之外，但願能見賢思齊，傳播一些自己正向的能量給這溫暖的社會。

林憲德 教授
2014，仲夏於臺南
成功大學建築系講座教授
低碳健康生活基金會董事長

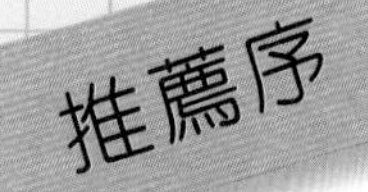

鄧 序

學界中流行一句話：進公立大學教書像進喇嘛教一樣，一進去就有人供養，資源豐沛；而進私立大學教書就像和尚，必須自己去化緣，養活自己。

我和季華兄都在私立大學教書，一路走來千辛萬苦，而季華兄更像苦行僧，從光電跨領域走到醫學，十八般武藝樣樣精通，從著作目錄可以看出這是一本健康生活的百科全書，非常用心地闡述了傳統醫學與另類療法（Complementary and Alternative Medicine, CAM）。

我在哈佛大學的博士學位是研究西方醫學，但對我們的傳統醫學與另類療法非常讚佩與認同，也深深體會其妙用與效用。吳教授在書中的三級機能性食品——靈芝及樟芝，有提到我的一些研究心得；尤其是樟芝，是臺灣的國寶，所謂的「循經排毒現象」我認為包含了抗發炎、調節免疫力與抗癌的效果，從細胞、分子及動物實驗在在顯示讓人驚奇的實際效果。

本人除了希望藉由本書讓讀者們正確了解傳統醫學與另類療法外，亦希望多少消除大家對健康的疑慮，若能因而為大家締造活力十足的生活，實感萬幸，最後以一句話祝福大家：「不信健康喚不回」。

俗話說：「羅馬非一日造成」。癌症在內的現代文明病，若能在日常生活中多留心致癌性物質等有害物質或注意飲食生活，想必可以獲得非常有效的預防。古云：「醫術重在食療」。今後，期盼兼具食用功能的免疫活性食品，對預防疾病或增進健康有所助益。

鄧文炳 教授
2016/11/28 傍晚於臺北
臺北醫學大學 特聘/講座教授
臺北醫學大學 口腔醫學院副院長
臺北醫學大學 幹細胞中心主任
行政院國發基金會董事

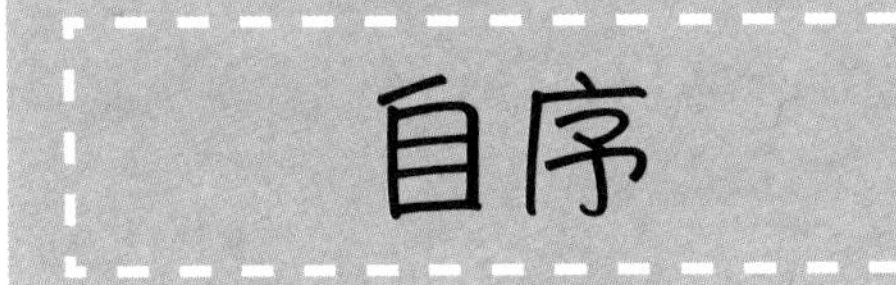

自序

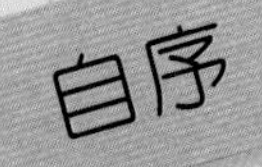

翻轉人生從飲食開始

這本書是為那些對健康有深切渴望的人、想提升自己的能量而有更好競爭力的人、想要健康地活到老的人而寫的。原本打算十年後再來寫養生書的，但有感於許多親朋好友及諸多名人（醫），在壯年時相繼辭世，因此在許多人的鼓勵之下，抽空寫下我研究養生抗病二十多年的心得與大家分享。或許以我光電的背景來寫這本書有一點突兀，但是超過二十六年以上研究養生及助人健康的實務經驗，我知道大多數人是處在「半健康」的狀態下的，而且處在不自覺的狀態，或者找不到解決的方法，因此生活中充斥著各種壓力，卻無力克服。然而，經過多年的研究我已找到許多很棒的方法，且身體力行超過二十六年了，故著書與有緣人分享。

每個人一生中都會有幾個轉捩點，而我就在二十九歲時經歷過一場大病，體會到健康乃是一切的基礎，而改變原來赴國外攻讀博士學位的計畫，轉而研究人體的養生及保健醫學，一直至今不斷地吸收有關人體的健康資訊，親身驗證其功效，並不斷與眾人分享保健知識，許多人都因此而改善了健康，而我也從他們的身上學到了許多的知識及經驗。

記得民國68年母親因為子宮肌瘤接受子宮及卵巢摘除手術，後來加上長期的疲勞及化學物的傷害（電子工廠的甲苯吸入過多），漸漸產生許多慢性病，高血壓常常高至190至200mmHg，低血壓為110至130mmHg，非常危險，後來吃藥控制，則又漸漸有尿酸過高的現象而患痛風，因為長期吃藥，腎功能變差導致腳常浮腫，而心臟又有肥大的現象，78年又驗出有輕微糖尿病，痛苦不堪。68年至78年這十年間，母親經常住院，我與家人，經常在醫院與家中兩邊奔波，但都不見起色，自從79年間自己也生了一場大病後（78年，被針灸初學者針我摔傷的右手掌造成內出血及化膿，最後因為穴道氣滯血瘀而造成全身僵硬，藥石罔效），親自感受到生病的痛苦，正好中科院同事王先生知道我的狀況後，介紹我服用靈芝，在看了幾十篇的國內外的研究報告後（讀書人的知識障），才開始服用，七天後母親也開始服用，我母子倆的病況逐步好轉，當時我有了覺醒，慢性疾病不能只靠醫生，應該是自己的保養及鍛鍊才是最重要的，因此決定專研各種養生方法以幫助母親脫離苦海。從79年起，母親的血壓漸漸地恢復至正常值，降壓劑藥量減少，尿酸值減低，不用服藥血糖值也正常，調理一年後，心臟也比以前好，雙腳不再水腫，漸漸恢復健康，自從79年迄今二十六年多，已不再為這些疾病急診住院，擺脫一年全家住院3至4次的夢魘。

所謂「病從口入，禍從口出」，「吃」是一門很大的學問，由於飲食對人體的影響很大，幾乎許多慢性病都與它有關，如高血壓、心臟血管疾病、痛風、腎臟病、甚至於癌症等，皆與飲食有關，徹底改變飲食習慣是改善疾病的一個有效方法。本書將針對初級與三級營養學做探討，尤其是三級機能性食品之王——靈芝及樟芝的學術研究成果、服用反應、保健功能、循經排毒現象及調整身體的實際效果等皆有深入的探討，將二十六年來，追蹤、訪視上千人的服用經驗整理成書，供讀者參考。「病過方知苦痛，失去才知枉然。」只有病過的人才能體會這句話的意義，而我是有切膚之痛，身歷其境的人，故真心希望全民健康，而達到藥師佛琉璃光淨土之無病安樂的境界。雖然本人努力研究，但終究以管窺天，才疏學淺，恐有錯失或疏漏，敬請各方賢達不吝指教。

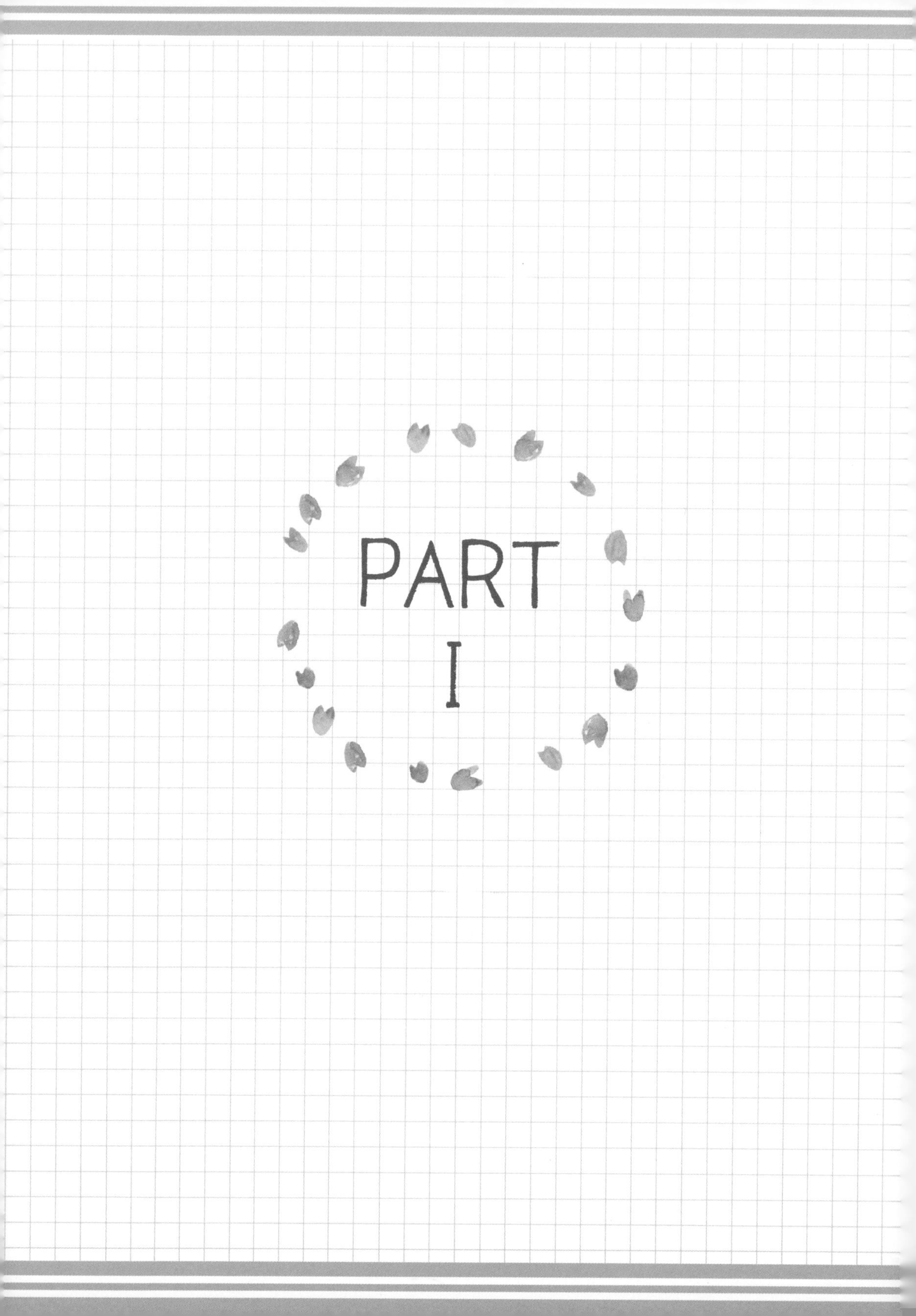

PART I

生機飲食新觀念

1 幸福人生從健康開始

1.1 為自己及家人的健康加分

古人為求生存，與人爭更要與大自然爭，狩獵、種植、豢養畜牲等，無一不是為了活命而已，如今早已進入文明時代，除了極少數的地區比較原始外，大多數地區是眾人分工，各司其職，例如，老師只要教育學生不用自己種田種菜就有飯吃，商人貨暢其流就有利潤，學生只要用功讀書或學一技之長，將來就有飯吃，凡此種種皆只是求生存的另一種形態罷了，所有的根源還是活命求生存，而我們現在要努力活命的方式與以前不同，除了要不斷地與別人競爭，還要面臨自然老化及科技進步所帶來的遍地毒物。

由於工商業進步，社會日益繁榮，污染（空氣、水、食物、家用品）與壓力日增，致使現代人的健康狀況愈來愈糟，加上不能持續地運動以及心靈精神的匱乏，大部分人皆生活在恐懼疾病的陰影下，且多數皆是「半病人」。請您現在試著閉著雙眼想一想，若您躺在醫院的病床上等待治療或手術的過程，將生命交給醫生時，再多的財富與地位與您何干，或者您的親人被醫生宣布只剩三個月的壽命時，您有何感想。而且一個人生病時，氣場、磁場（或說能量）變差也會逐漸影響其他家人，終將拖垮全家而陷入困境，有人說：「一個人中風就像全家人中風一樣」，此可為大家的借鏡。

證嚴法師說：「人生不能等的兩件事——盡孝及行善！」，我在此呼籲要再加入「保健」這一項，因為有了健康，才能盡孝及行善，不但能幫助家人、朋友獲得健康，更能積功累德，實是人間一大樂事。而保健（或養生）是需要認真學習且努力實踐的！不是網路資訊看一看，轉傳後就了事的！

請依表1.1檢視自己是否趨向健康的生活習慣，以作為改進的參考。若是趨向左邊加一分，趨向右邊則減一分，總分為負數代表是健康會每況愈下，若為正數，則趨向健康或者可以延遲得慢性病或遺傳性疾病的機會。

以上所列諸項皆具舉足輕重的地位，看似無關但息息相關，相輔相成，譬如：某人長期處在憤世嫉俗的心情或悲傷的情緒下，則此足以使其胸腺縮小，免疫力下降，若又不注意飲食或生活作息，很快就會產生免疫方面的疾病，如癌症、紅斑性狼瘡、類風濕性關節炎…等，原本因為體質的關係（應視為基因的傾向或弱點）應該在十年後罹患的疾病會提早發病，再加上其他未述及的致病因子，以致發病得更早且更嚴重。

影響人體健康的主要因素詳列於表1.1，提供給大家參考，請讀者多讀幾遍牢記心中且力行之，若無法全部加分至少也要總和為正，否則就算命中註定世壽為七十歲也會少個十年、二十年的，死是不可怕，怕的是「要死不斷氣」（臺語），纏綿病床一、二十年才恐怖，因此您如能力行本書所述的正向保健活動且減少負向的損己行為，則不但能減少疾病，更能延年益壽維持青春活力，如此才能對家庭、社會付出更多的心力，創造更有價值的人生。

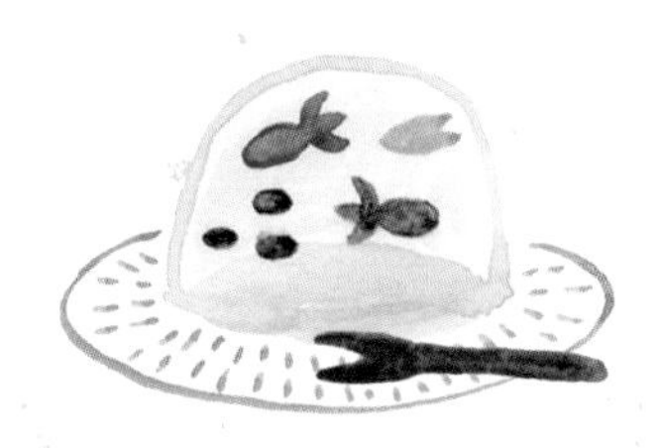

表 1.1　主要影響人體健康的因素

◎ 正向健康（加分）	✕ 趨向疾病（減分）
飲食清淡及晚上略減食（最好健康素食或生機飲食）	大魚、大肉、高鹽、高糖及過飽（血液污染疾病叢生）
不飲酒、不抽菸、不吃檳榔	酒、香菸、檳榔不離口（吸收許多致病因子）
生活起居正常化（作息依子午流注則會身強體健）	晨昏顛倒常熬夜（不依生理時鐘生活則百病叢生）
能控制情緒且心常寧靜（轉念及正面積極思考——腦啡常分泌有益健康）	緊張、壓力大、常生氣、常煩惱擔心（自體產生毒物毒害自己）
每天至少正確運動半小時（如八段錦、太極拳、易筋經、外丹功、香功、游泳等）	不運動或劇烈運動（耗氧運動更傷身）
每天正確使用可增加生物能的三級機能性食品，提升免疫力、抗衰老，並適時適量補充初級營養食品	不當使用健康食品，混合食用或過量或完全倚賴它（濫用及過度使用皆不宜）
居住在低污染的環境：山上、鄉下或近郊	居住在高污染的環境：如都市及工業區
居住在磁場穩定或正能量的房屋	居住在磁場紊亂或者負能量的房屋
有宗教信仰或多做善事	多造惡業不信因果
家庭和諧、工作休閒兼顧	家庭不睦，工作過度或不工作

作者專欄

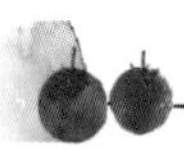

某位老人家已抽菸六十年，目前已經七十八歲，但身體仍非常硬朗，由於每天下田工作，與世無爭，粗茶淡飯，怡然自得，除了香菸這個不好的因子外，其餘皆是健康加分的條件，其壽命及健康當然比在都市中生活天天得吸收各種污染的壓力族（姑且這樣稱呼所有有生活及工作壓力的人）來得長且好，況且他在抽菸時或許很能享受抽菸的樂趣，而使得腦啡分泌出來，又因為心情好，免疫系統提升而抵銷因抽菸而帶來的部分傷害吧！話雖是如此，一般人還是不抽為妙。因為根據統計資料顯示：吸菸者比不吸菸者得肺癌的機率高出30倍，還有其他的癌症也是吸菸所產生的物質所誘導的。

1.2 驚人的數字

2012 年臺灣有一萬一千餘人死於中風，很多人來不及跟家人道別就撒手人間，而且有年輕化的趨勢，國人有一種鴕鳥心態，總認為自己不會那麼倒楣，一定要疾病纏身才有一點覺醒，很少會做防範未然的事情，雖然現在健康檢查已經很普及，但還是很多人沒去檢查，或者有些潛在疾病也不容易檢查出來，例如，一位四十歲不到的臺大醫院外科醫師，是B 型肝炎帶原者，從診斷出肝癌末期到病逝，只有短短三週；一位臺大醫院精神科主治醫師菸齡三、四十年，得到肺癌過世，年僅五十四歲；一位每年都做乳房攝影的女教授，發現時乳房長兩顆惡性腫瘤且已轉移淋巴；一位每年都做肝功能檢查的醫師，翌年竟然發現肝癌末期；長庚醫院一位皮膚科主治醫師——「美女醫師」因肺腺癌過世，年僅四十四歲。足見一般的醫學檢驗也是有瓶頸的，凡此種種，都不得不令我們提早正視這個問題，要「以病為師，以苦為師」，聰明的人以別人的病為師，以別人的苦為師，要正確地生活及飲食，而不要等到不可挽救時再後悔不已。

作者專欄

筆者的大學學弟年二十六歲，嗜抽菸又愛熬夜，於人生剛要起步時竟罹患肺癌末期，發現後即於臺北馬偕醫院接受治療，我至醫院探望過數次，學弟的癌細胞已擴散至脊髓，因此不能下床走路，只能於床上由父母親處理大小便，且因癌細胞所釋放的毒素造成血栓而疼痛難當，不時哀號令人聞之心酸，其主治醫師即為他的叔叔，也是莫可奈何，只能每隔一段時間給他注射嗎啡止痛而已，當時剛滿三十歲的我歷練不深，每次探望後情緒常感沮喪、惡劣，徒嘆老天爺不公平，竟然就此斷送這年輕人的生命；年長後，才理解這都是他自己造成的，我們當引以為借鏡！

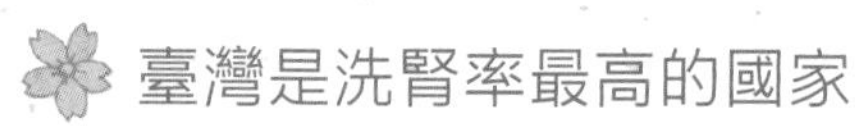

臺灣是洗腎率最高的國家

臺灣是全世界洗腎率最高的國家，已經蟬聯十年冠軍，一名血液透析患者的健保支出每年約五十二萬元，腹膜透析約四十二萬元，而腎臟病人不斷地增加中，全臺洗腎病人約七萬人，一年「洗」掉近三百億，病人痛苦，健保支出沉重，如果再不改善我們的生活環境及生活方式，相信健保局虧損會逐年擴大，而受此病痛折磨的人則愈來愈多。

臺灣有百萬糖尿病患者

臺灣糖尿病的盛行率約為9.6%左右，而且也快速年輕化，臺灣約有百萬名糖尿病患者，糖尿病的併發症是最恐怖的，從頭部的中風、青光眼、心血管疾病、洗腎，一直到腳部截肢，沒有一件不令人害怕的，但是國人依舊輕忽它，總認為它不可怕，直到病發時才後悔莫及，真是可悲。美國紐約市也是六十六萬的糖尿病患者，他們的醫療支出也高得嚇人，尤其是第二型的糖尿病只要少食及運動就可預防或改善，但是紐約市衛生局長Dr.Thomas R.Frieden 說：想要抑制這種疾病的蔓延，去改變數百萬人的生活習慣，簡直就像發動聖戰一樣地艱難！

作者專欄

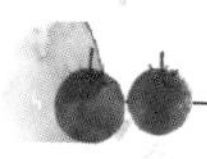

筆者家族有心臟病、痛風、高血壓、糖尿病、地中海型貧血、氣喘等病史，拜遺傳基因之賜，我們的疾病都在這些脈絡裡，也幸好我花了許多功夫研究養生之道並力行之，因此，目前都沒找上我，只有過度勞累時會有血壓偏高的狀況，甚至我年輕時的氣喘，蕁麻疹等早已不再發作，身體健康真是令人愉悅的一件事啊！

臺灣十大死亡原因人數

我國衛福部2016年十大死因人數統計資料如表1.2所示（2015年也近似，只是因為空污造成的肺腺癌的數量有激增的趨勢），每年因為癌症過世的病人超過四萬人，因此實際罹癌的應該是十五萬至二十萬人，或者更多，如果每人每年平均的醫療費用健保負擔是五十萬元，則每年需花費七百五十億元以上，因為心臟疾病過世的約二萬一千人，腦血管疾病過世的約一萬一千八百人，肺炎過世的約一萬二千人，糖尿病過世的約九千九百人，意外事故過世的約七千二百人，慢性下呼吸道疾病過世的約六千八百人，慢性肝病及肝硬化過世的約四千七百人，高血壓性疾病過世的約五千九百人，腎炎、腎症候群及腎性病變死亡約五千二百人，其他原因死亡者約四萬人，所有死因總計為十七萬二千五百多人。

表 1.2　2016年因病身亡人數統計

因病身亡	死亡人數
惡性腫瘤	約48,000人
心臟疾病	約21,000人
肺炎	約12,000人
腦血管疾病	約11,800人
糖尿病	約9,900人
意外事故	約7,200人
慢性下呼吸道疾病	約6,800人
高血壓性疾病	約5,900人
腎炎、腎症候群及腎性病變	約5,200人
慢性肝病及肝硬化	約4,700人
其他	約40,000人
總計	約172,500人

資料來源：2017年衛福部統計資料

雖然有生就有死，但是有許多是壯年或壯年前就過世的，癌症過世的病人數差不多就是一個大學裡學生總數的好幾倍，試想，若能減少一成的罹病率或死亡率，差不多是一萬七千人，則不但家庭負擔減輕，健保局的赤字大幅減少，國家的競爭力也會提升，是故國家應該鼓勵民眾每年至少接受四至六小時的健康教育或養生的課程，每年分兩次於社區中實施，並舉行健康抽獎活動，以鼓勵人民注重養生減少生病，至於自殺及意外事故的防治，除加強心理輔導及公安宣導外，靈性的提升及防治措施也需加強，此話題嚴肅且難釐清，故不在本書中贅述。

1.3 創造加分的人生

1985年我國的統計資料顯示：影響人健康的因素，生活方式占46.23%，日本厚生省也對錯誤的生活造成的疾病稱為「生活習慣病」，而現在不但是錯誤的生活方式愈來愈嚴重，環境也愈來愈差！

至今我國人目前也正在進行此種慢性傷害自己的行為，甚至變本加厲，熬夜、暴飲暴食、菸、酒、毒品、垃圾食品及飲料等處處可見，故中壯年，甚至青少年就中風、罹癌、洗腎、患糖尿病、肝病等俯拾皆是，實在令人難以想像，是故讀者該靜下心來審視自己的健康問題了，二十多年來接觸許多癌症病人，他們都是一個個活生生的見證及啟示，他們都有一些共通的特徵，例如，長年的一些小毛病及家族基因的傾向，更重要的是皆有一段長時期的情緒壓力(如親人間的衝突、工作壓力過大等)，或者嗜吃某種嚴重致癌物如檳榔、香菸、含有黃麴毒素的花生、暴飲暴食等；我們身體自己每天就會產生至少二百至三百個(有時更多)單位的癌細胞，如果免疫系統正常的話就會自動清除它，尤其我們身體的免疫之王——胸腺，會指揮淋巴球，去分辨癌細胞並消滅它。

我們的胸腺會隨著我們的老化慢慢縮小，因此當癌細胞累積至一千萬個左右時(如筆尖一樣大時)，它就有拓展擴散的能力，當它增加為三十至四十億個癌細胞時(約如小指頭一樣大時)，才容易被發現，不管是用電腦斷層掃描(CT)、超音波檢查、血液腫瘤因子檢查等，當它被發現時往往已是二至三期了，是故位居十大死亡原因的榜首，令眾人聞癌色變。

致癌的因素很多，除了先天體質的脆弱外，後天加入的各種致癌物如化合物(不良的食品添加物)、菸、病毒感染、慢性病的轉變等，最近的研究顯示：糖的攝取過多、人體低溫等都是易得癌症的體質。

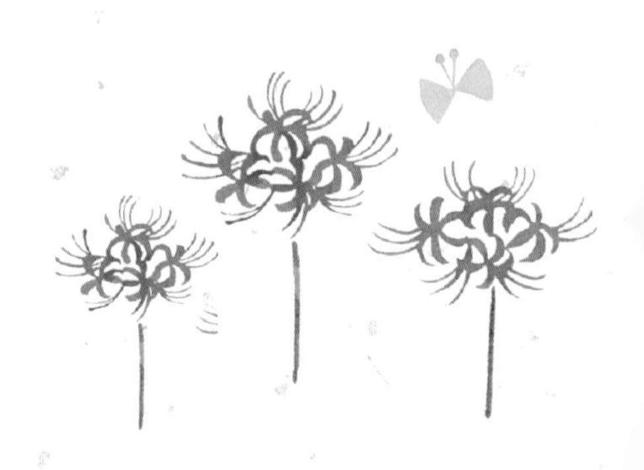

致癌物化合物皆易使我們染色體上的抗原型致癌基因產生破壞，無法抑制及停止細胞的複製，致使癌細胞的產生，若我們自己的免疫細胞群如殺手細胞(killer cells)、巨噬細胞(macro phage cells)等不能立即處理，則身體就慢慢的「癌化」了，很快就會變成三個中的一個了，據衛生署統計：2015年死亡的人口中有28.6%是因癌症過世的，而2008年是27.3%，1999年只有23.83%，十三年上升了4.57%，將近六千八百人，而在1991年時只有18.8%，至今足足上升將近10%，亦即增加了一萬五千人，不可不慎。2015年十大死因比例如圖1.1(衛福部統計資料)。

由於我們大家生活在充滿致病的環境中(細菌、病毒、污染的空氣(PM2.5)、環境荷爾蒙等滿天飛)，每天要面對不同的壓力(雖然適當的壓力有助刺激人類的進步，但過高及過久則會成為潛在的殺手)，吃到一大堆食品添加物及每年好幾公斤的農藥，凡此種種再加上不愛運動的習慣及愛應酬的個性，故國內的醫院病房常不敷使用，中風、洗腎、癌症，及各種慢性病的侵害處處可聞，是我們該為自己健康加分的時候了。

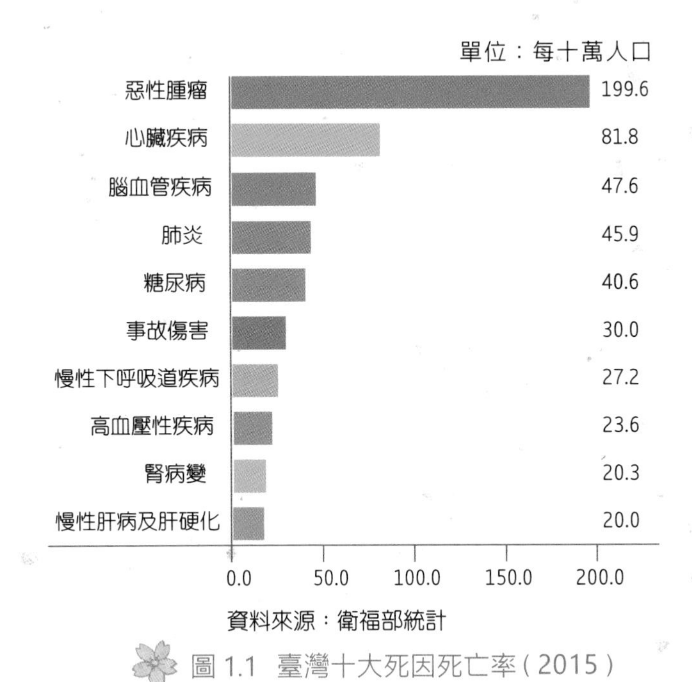

圖 1.1 臺灣十大死因死亡率(2015)

讀者如願依本書所述逐項實踐，替自己的健康加分，堅持力行，疾病必能迅速除去並享有健康及充滿活力的生活，甚至能增長壽命，可以從自己的手相或面相的改變而得知，例如，眉毛變長了（長壽眉），手上的生命線延長了，或者生命線的斷紋連接上了等，只要用心觀察就可知道手相或面相會隨身體的狀態而改變。

作者專欄

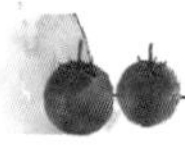

曾經受朋友所託至基隆暖暖的一個安養中心探望其岳父，而隔壁床的一位先生自從三十九歲中風以後，已在此安養中心躺了十多年，其子女大約半年才來探望一次，他的生活環境就是一張床及一個沒有希望的未來，此景令人黯然神傷，當他拉著我的手，講著不太清楚的話語，彷彿在訴說他十多年前的意氣風發以及現在的失落與無奈，此景深深地打動我的心扉，同是大病一場的我何其有幸能夠重新站起來，不僅比以前更健康，並且有餘力能夠付出我的關懷為別人的健康而努力。

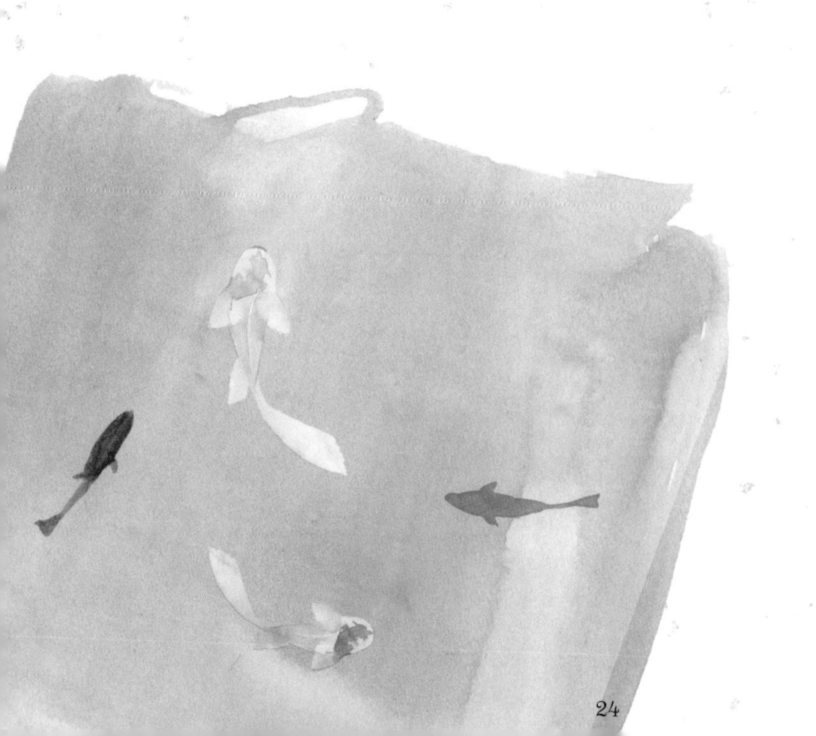

1.4 現代人常生病的原因

現代人除了忙碌的工作所帶來的壓力外，生活中的飲食習慣也常是造成身體不健康的主要因素，以下就來看看，哪些情況影響我們人體的健康。

添加物太多

以前的人平均壽命較短，是因為飢餓、貧困或戰爭而失去生命，或者是因為傳染病肆虐而無法長壽，但現代由於抗生物質的發明，征服了大多數的細菌性傳染病。另外，殺菌劑、生長激素和保存劑的使用，使食品可以量產及長久保存，因飢荒而餓死的人變少了（非洲、中南美洲落後國家除外），但是食品添加物和藥品濫用卻變成了改變體質的毒素，造就了許多現代文明病，例如，磷酸家族是現代食品的添加物之一，其對身體的影響就是會讓鈣質留不住。使用磷酸化合物的食品很多，如肉類製品、醃漬物、醬油、醋、味噌、碳酸飲料（可樂、汽水）、清酒、速食麵、麵類、豆腐、乳酪、冰淇淋等。其目的都是使其黏結、防止變色、使顏色鮮豔等，雖然在食品法規上允許添加，但它已使得許多人體質變脆弱，是故骨質疏鬆的人愈來愈多，難怪補鈣的保養品大行其道。

若要改善「缺鈣症」為自己儲存骨本，首要的是減少食品添加物以及動物性蛋白質的攝取，其次是要正確運動！否則緣木求魚，事倍功半，尤其是市售的罐裝或瓶裝的飲料，年輕人每天都在飲用，其身體內毒物愈來愈多而渾然不知。哈佛大學的研究員證實：過多的磷酸鹽導致老鼠生命縮短，且磷酸鹽會導致鈣、磷的不平衡而造成細胞老化。

作者專欄

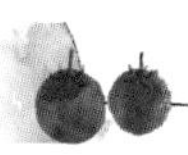

2011年5月爆發的「塑化劑」風暴，還有2012年一些油品攙入棉籽油和銅葉綠素等，混充在橄欖油和葡萄籽油等油品被許多人吃下肚！更是讓人聞之色變，其實，現代人用於保存或改善食品口味、外觀的方法已經多到數不清楚了，我們不必處處恐慌，但是飲食要愈接近新鮮、自然為佳。對於食材的選擇，除了找有信譽的商家或農民購買外，亦可透過能量探測錘的篩選，此另有專書介紹！

鈉會引起動脈硬化及心臟病，很多食品中皆有添加，連市售的鹽酥雞、炸雞排、胡椒鹽雞等，沒有一樣不含高鈉高油脂的，而那些食物正是小孩愛吃的，加上電視不斷地廣告以吸引許多人去吃，難怪現代小孩子的體力不如以前的小孩，連過敏也大幅度地上升，原因不只有空氣的因素，而是身體裡面毒素太多，累積效應所致，加上外來動物性蛋白質（肉、蛋、牛奶）、灰塵、塵蹣等因素氣喘就會發作。因此現代小孩們常罹患的過敏性皮膚炎及過敏性氣喘，皆有日益增多的趨勢，而且也很難治療，難道家長願意一面給孩子這些具有過敏源的食物，一面再給他們服用抗過敏的藥物嗎？很多癌症病童多是一再地感冒、過敏，吃藥打針太多而造成的。

幾乎很多孩子的零食都有添加物，最常見的是沉澱型的合成色素，如紅色二、三號；黃色四、五號；綠色三號；藍色一、二號等，口香糖、糖果、果凍等都有。聰明的父母親們不要再買有色素的食品給孩子們吃，製造商也應停止製造含大量防腐劑、色素的食品，不然「孩子我要你比我強」恐怕只會是一個不切實際的口號吧！

食材的營養成分下降

根據日本科學技術廳分析 1951 年和 2001 年食品成分營養值的比較顯示：許多植物的成分大幅下降，意味著我們需補充適當的營養以滿足生理需求，所以食物要多樣性，且盡量是有機或自然農法栽培的食物，其營養成分高出許多，例如，吃當地當令生產的自然或有機食物是最佳的；反之，遠地及非季節的產品則盡量不吃或減量，例如，耗時幾個月才能進口來臺的水果，商人為了能使其遠渡重洋，無不利用上蠟或浸泡藥水（防腐劑等）以延長保存期限。我們吃一顆國外進口的水果，不但吃進一些營養價值不高的成分（遠渡重洋後其營養價值衰減許多），同時吃入許多不該吃的東西，因此，最好多吃本地及當令的食物。

另外，要適量食用野生或自然環境成長的食物，可以補充不足的營養，例如，圖 1.2 的仙桃；如圖 1.3 的黃皮果；如圖 1.4 的蘋婆，紅色果皮，黑色種子，果仁為黃色；如圖 1.5 的樹葡萄，如圖 1.6 的黃金果，其功效在網路上都可搜尋得到！這些都是生長於魚池鄉無污染的山坡地上。

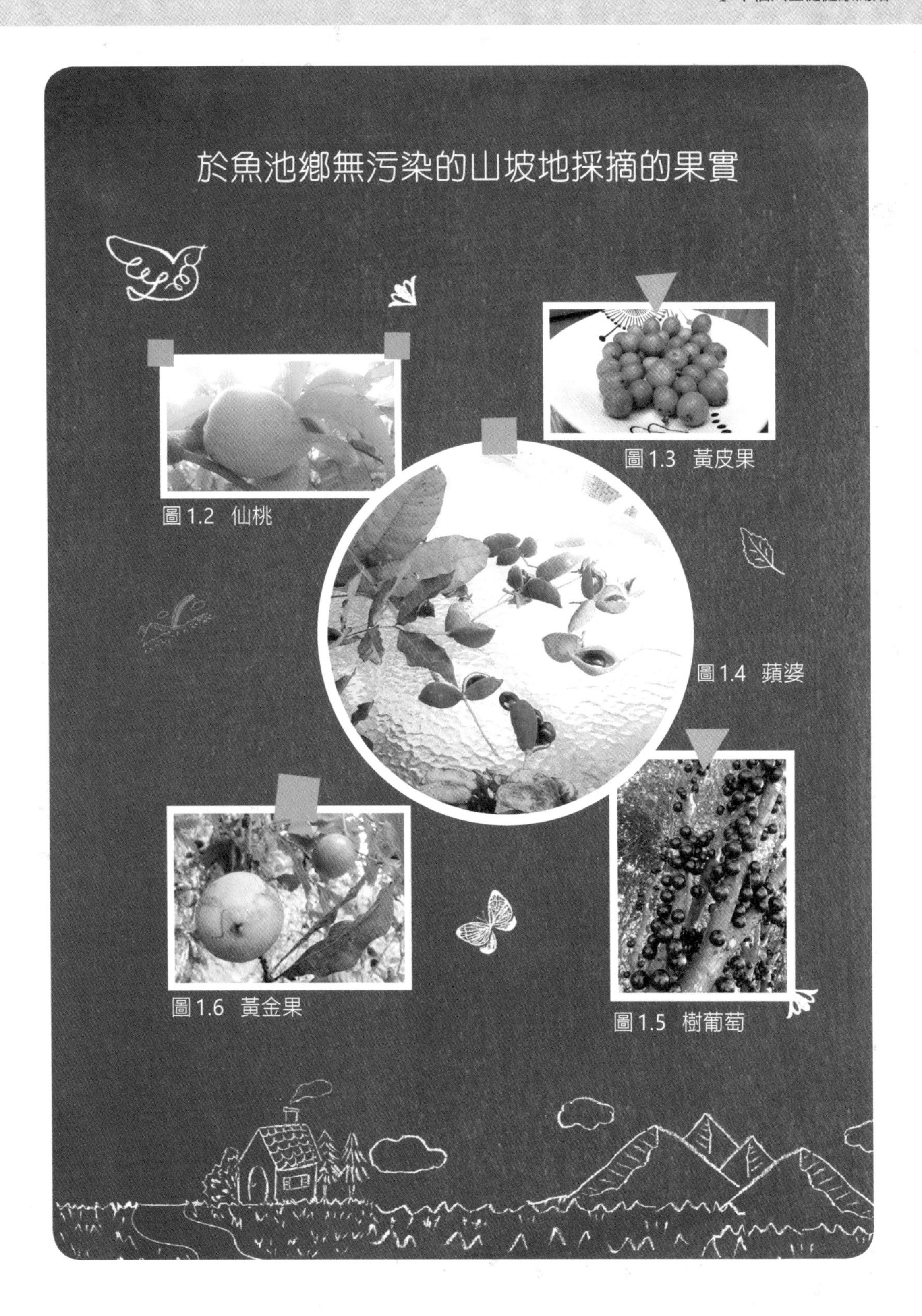

圖 1.2　仙桃

圖 1.3　黃皮果

圖 1.4　蘋婆

圖 1.5　樹葡萄

圖 1.6　黃金果

1.5 健康七字訣：柴米油鹽醬醋茶

我們的生活不外乎柴、米、油、鹽、醬、醋、茶所組成，若能重視這七方面的飲食習慣並徹底執行，也就不難擁有個健康身體、快樂生活了。

柴 古時候燃木為炊火，是最好的燃料，對生物的影響最好，但現代人不但用瓦斯爐、電烤箱、甚至使用微波爐。基於健康的考量，盡量少用微波加熱，因為微波爐是用高能量的電磁波對食物裡的分子加熱，物質的改變很難評估，一般人很難了解，但用能量測試即可知道其為低能量食物；不用鋁鍋烹煮食物，以避免老年癡呆症的提早到來；烹調的過程中最不好的是油炸，若是要的話，偶爾為之可以，且用耐高溫的好油（如椰子油）；而燙過的蔬菜再拌橄欖油（不耐高溫）是較好的選擇，最佳者是生食不用火煮（長期茹素及體質虛寒者只可中午生食蔬果，以夏天至秋天為宜）。

米 應選擇五穀米，若不習慣可先將白米加一些糙米，然後慢慢增加糙米的比例，最好是食用五穀雜糧米，家人的長期健康就看烹飪者的巧思及堅持了。五穀雜糧包括很多，如糙米、小麥、燕麥、黑豆、喬麥、薏仁、小米等，現在到處都買得到，但米、麥類不要混食，亦即糙米、小米、紫米等一組，小麥、燕麥、蕎麥等為另一組，以免彼此抵銷一些能量；當然不管怎樣的組合還是比白米強。於此提供我的能量研究小組成員所研究出來的超高能量米的配方，茲將配方及比例詳列如後，以供讀者參考。

油 植物性的油類不耐高溫（椰子油耐高溫可油炸），易在炒炸的過程中產生有害物質（外食者要注意油品酸價的問題），而動物性油脂在高溫時較穩定，但它所帶來的心臟血管疾病，恐怕是得不償失，因此要正確及適度用油，何況堅果類已有油脂，若不能避免，則寧可用清水燙或煮後再拌橄欖油。至於具有高油脂的食物，如花生及其他堅果類，也要減少或適量食用為宜。各種油品具有不同的功效，可交錯使用，以達到均衡飲食的目的！

鹽 真正生機飲食的人是盡量不吃鹽的，食物中就含有各種礦物質，尤其海帶、昆布等，若需加鹽，則粗鹽、竹鹽、海鹽是較佳的選擇，至於現在流行的胡椒鹽，偶爾吃吃就算了，餐餐吃就不得了了。中老年人一定要將鹽量減半，才能保持健康，根據中研院生醫所研究員潘文涵研究顯示食用低鈉鹽比傳統精鹽的人，在心臟血管方面的死亡率少了一半。

醬 醬油及沾醬皆不能加防腐劑、色素、香料等，最好依古法釀造不添加其他的東西，且用現代衛生設備製造者為佳，而且量也要少，否則鈉會過高。現在養生觀念慢慢普及，防腐劑、色素、香料的添加有減少的趨勢。

醋 醋雖為酸的，但喝入體內確會讓身體變鹼性，因此水果醋、米醋、梅子醋等不妨適量飲用，但要選糖度低的。

作者專欄

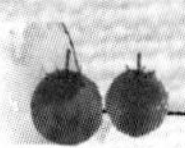

超高能量米配方：糙米6斤，小米2斤，紫米2斤，欠實0.5斤，薑黃（鬱金香粉）一瓶，茯苓0.25斤，麥門冬0.25斤，按此比例烹煮。每次烹煮的量請斟酌，以一次吃完為最佳。煮前先浸泡兩小時以上，最後要煮時才加入薑黃約一匙（以糙米半斤為例）。吃後不會脹滿，身體能量大大提升。

另外，北卡羅來納州「杜克大學」教授杜萊斯瓦米說，根據研究顯示，每星期吃一到三餐的咖哩餐確實可以降低罹患痴呆症的風險，關鍵在於咖哩粉中的薑黃素（curcumin），因為薑黃素可以阻止「澱粉樣蛋白」在腦中擴散，一般認為「澱粉樣蛋白」是造成癡呆症的原因，這也是印度人少有老年痴呆症的原因。根據愛爾蘭科學家最新的研究成果發現，咖哩中的薑黃素可以殺死食道癌的細胞，故每週吃一些咖哩或每天吃超高能量米都是有益健康的。

茶中國人有幾千年喝茶的歷史，其起源已不可考，一說起源於達摩祖師，一說起源於神農氏，不論其歷史典故如何，「茶」幾乎已深入全球每一個家庭，可以說是居家必備的飲品，連歐美也大行其道，很久以來就有「下午茶」的習慣，故就「茶」對健康的影響做深入的討論。

在介紹茶之前，要先談一下水，因為人體內有70%是水所組成，所以水也要乾淨，而且每天要喝至少2,000至2,500 c.c.的水，起床後立即喝杯溫水，以利排便，其中有一個黃金喝茶（水）的時間，就是下午三至五點，人體氣走膀胱經，此時喝茶（水），尿量會比其他時段來的多，可將體內的毒物、廢物清出更多。過濾水的設備一般是用三道濾心濾過後，再用更好的濾水壺濾過，在一般的賣場有販售，價格不貴。

柴、米、油、鹽、醬、醋、茶是我們每天的開門七件事，為了減少毒物進入體內，至今已發展至無農藥、無化肥、無污染的有機或自然農法栽培，其正為許多的歐美人士所大力推展。從生食而至熟食，人類的飲食觀全部改變；而今為了健康又回歸自然開始倡導部分生食，因為食物中的營養及酵素不再被高溫破壞，而大部分能為人體吸收，歐美國家有鑑於此有了生菜沙拉，但近二十年來有更多的人，如謝玉柳女士（臺灣最早提倡有機飲食的人）、雷久南博士、姜淑惠醫師等不斷地在國內、外倡導生機飲食，由於他們及很多關心健康以及環保的人共同努力下有了一些成果。

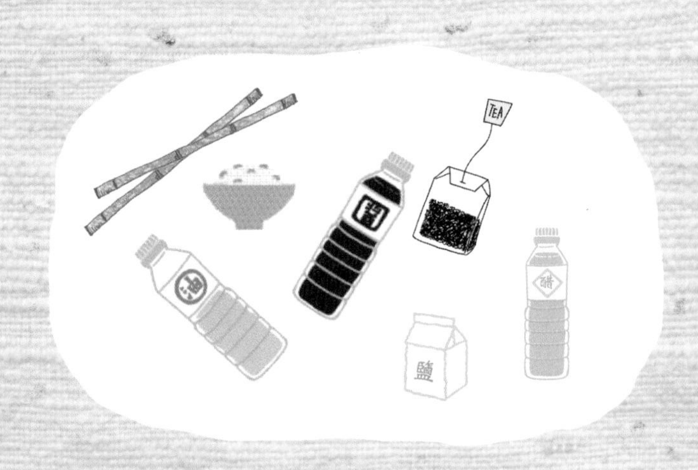

養生筆記

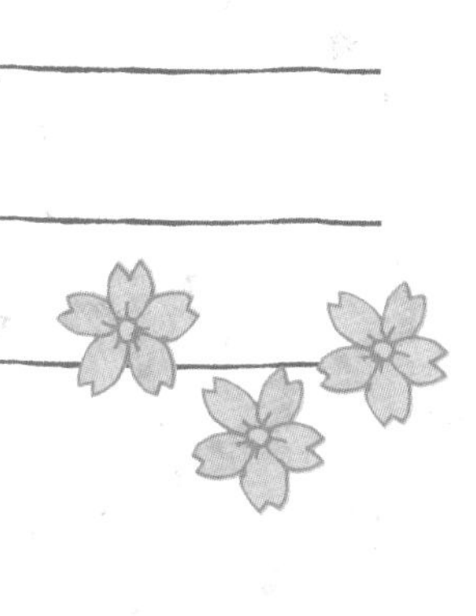

2.1 生活中的毒物

我們每天吃的食品中含有很多食品添加物，以及殘留的農藥，曾經有一個笑話：農民常說我們都市人怎麼那麼「耐毒」，不管用怎麼樣的毒（動詞）都毒不死，可見農藥已到濫用的地步。而從外國進口的農產品及水果，雖然好吃，但都在收穫後噴灑藥物以利保存，縱使目前是符合該國食品添加物的規範（這些規範本身也是有問題），但難保未來不會發生嚴重的後果。

水污染

自來水中為了消毒而添加氯因而易產生三鹵甲烷，空氣中有許多汽機車排放的碳氫化物、硫氧化物、一氧化碳等，除了對呼吸系統有嚴重影響外，其中的多環芳香烴（PAH）甚至會致癌，雖然包含人類在內的所有生物，本來就具備適應周遭環境變化及排除毒素的能力，但這畢竟是有限度的。

當污染超過一定的容忍度時，我們身體裡面的各種器官就會受到影響，而目前我們已經看到它的影響力了，否則癌症也不會上升至十大死亡原因的第一名，還有街頭林立的洗腎中心，多到不可計數。

食物污染

史丹利．歐馬葉（Stanley T. Omaye）博士於其書[1]中提到：食物提供營養供我們成長、工作、修護組織及維持生命，但是有的營養也是毒物，更別說污染、添加物、食物處理過程等所產生的毒性，故他說：「To eat or not to eat」？

例如，某些人對魚或堅果類過敏，食之可能致命，而其他人則不會；年輕人因為新陳代謝較快，吃大魚大肉暫時無事，反之中老年人則可能產生致死的病變，不可不慎！

如圖 2.1，人類若對食物了解愈深，就像圖中的主角一樣，究竟要吃還是不吃，陷入進退維谷的兩難，唯有審慎為之方能健康延壽。

尤其是現在「低能量或負能量」食物到處充斥，而國人外食比例大幅上升，難怪國人體能下降、競爭力低落，因此對於飲食，我們當認真看待，用心為之，盡量食用天然、現做、添加物少的食物，要養成怎樣的身體就要從正確的飲食開始！

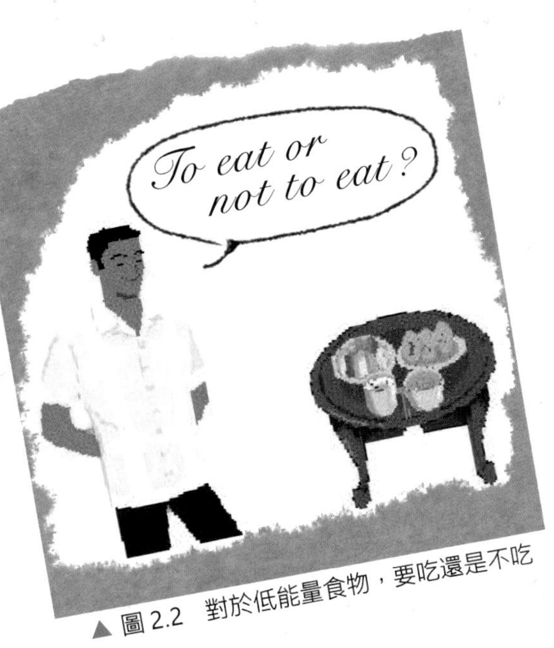

▲ 圖 2.2　對於低能量食物，要吃還是不吃

2.2 毒物評價法

自古以來就有各種的毒物評價法，從神農嚐百草至科學發達之前，一般都是靠經驗來判斷其毒性，例如，少量食用以舌頭來感覺，過一、二小時有無異樣，吃過一段較長的時間體質會如何改變等。

至於中醫將藥則分上、中、下品三級，只有上品的藥可久食（如果沒有農藥殘留的話），中、下品的藥則不宜，而以前認為可以久食的藥材或食物，經過現代的科學驗證，有些也是不宜長期食用的，而近代科學的方法是經由實驗來確認的，LD50毒物評價法就是其中之一。

所謂的LD50毒物評價法，就是半數致死量，通常是經口給予老鼠、兔子等動物服用，大約50%會在四十八小時以內死亡的化學物質的量。其又分成超毒性、強毒性、中毒性、弱毒性、微毒性、無害性等，單位是每公斤給予的克數，如表2.1所示。

例如，氰化鉀5mg以下是為超毒性，咖啡因50至500mg是為中毒性，阿斯匹靈500至5,000mg是為弱毒性，咖啡和茶也都含有咖啡因，但日常生活中的攝取量相當少，不必擔心，反倒是適量的咖啡因有助提振精神、改善工作效率，但最好不加糖，尤其是人工的奶精。

表2.1 毒物分類表

毒物的分類	成分
超毒性（LD50 < 5 mg/kg）	氰化鉀
強毒性（5mg/kg < LD50 < 50 mg/kg）	三氧化二砷（砒霜）
中毒性（50mg/kg < LD50 < 500 mg/kg）	咖啡因
弱毒性（500mg/kg < LD50 < 5000 mg/kg）	阿斯匹靈
微毒性（5g/kg < LD50 < 15 g/kg）	糖、鹽、酒
無害性（15 g/kg < LD50）	水

微毒性的食鹽如果一次給與5至15克，動物就會休克死亡，俗話說「鹹死」是真的。我們每天吃的動物性食物其中的胺基酸有些也是有毒，否則也不會引起尿酸過高甚至痛風、腎病變等病痛；有些水果對某些人來說也是「有毒」的，譬如芒果、荔枝常會使人過敏或火氣大，西瓜在晚上吃會使氣喘或略有病的人發作，嚴重者甚至有間接導致死亡的例子，可是在人氣正旺的中下午吃西瓜，反而有益人體，此為「西瓜靠大邊」的真意，而且瓜類在胃腸裡的消化溫度較低，若是與熟食混吃，有些人就會拉肚子，不知道這樣是否也算是一毒呢？

至於我們常吃的糖或含糖飲料，吃多了人會感到疲憊不堪，長久以後有導致糖尿病之虞，或許也算是一毒吧！至於酒呢，更是「穿腸毒藥」，喝多了會嘔吐、頭疼、失態甚至犯下不該犯的罪（包括酒駕肇事），喝久了會上癮，易導致肝的病變、中毒。

中藥裡許多藥物的毒性待驗證，不是可以隨便長久食用的，例如，1993年比利時的研究團隊發現中藥材的廣防風其中含有馬兜鈴酸（Aristolochic acid）會引起腎病變，其他學者又進一步發現：馬兜鈴酸除具腎毒性外，亦有潛在的致癌性，故2003年廣防風、青木香、關木通、馬兜鈴、天仙藤等已被禁用。服用中藥，若對症下藥，應該幾個小時至幾天就要有起色。

筆者非常反對自己看醫書來下藥（雖然自己也曾經這樣做，現在想起來還覺得自己真傻呢），尤其坊間有許多相關的中醫書籍可供參考，但試問：一位訓練有素的西醫或中醫師養成非常地不容易，有時都不一定可以很精準地用藥，更何況是我們，縱使讀過不少醫書，但是沒有臨床的經驗，簡直就是拿藥毒自己，不但不能藥到病除，還會傷身，不可不慎！還是請合格、可信賴的中、西醫師診斷後下藥較妥當！除非你已經自學成功，可以百分之百辯證論治，且可精準用藥了，這對大多數人來說，太難了吧！

任何中西藥物或食物，都有「劑量」的限制，「適時」、「適量」就會替自己的健康加分，如果食用過多，效果會顛倒，除非是符合以下的「毒性安全性檢測」。如何知道自己適合服用的時間及劑量呢？透過能量測試可以知道！例如，探測錘，以及其他的肌力、O環能量測試等！

毒性安全性檢測

常見的食物或藥物的毒性安全性檢測分為以下幾種如表 2.2 所示：

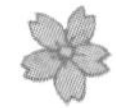

表 2.2　毒性安全性檢測種類

檢測種類	各種毒性、重金屬及農藥測試
1.LD 50 動物毒性試驗	急性毒性試驗
2.28 天亞急性毒性分析	亞急性毒性試驗
3.沙門氏桿菌逆突變測試	基因毒性試驗
4.體外染色體結構變異分析	重金屬含量檢測
5.動物體內小核分析	
6.砷、鉛、鎘、汞、銅、鋅重金屬含量檢測	
7.11 項農藥殘留檢測	農藥殘留檢測

第一項為「急性毒」，如前所述；第二項為「28天亞急性毒性」分析，亦即測試可以長久服用的累積劑量，一般是用老鼠、兔子、狗等，長期餵食以推測用於人類的安全劑量。第三至第五項與基因突變有關，亦即對人類具有「遺傳性」毒性，孕婦不能食用。第六至第七項則是所有食物、藥物的「基本檢測」項目。若這七項都合格者，才可以長期服用。

大家都知道香菸會引起各種癌症，這是香菸具有毒性的一面，由於一個人很少會四十八小時內不斷地抽菸而吸入足以立即致死的尼古丁，因此短期內並不會造成死亡，但是長期吸菸會使尼古丁在體內囤積，早晚會罹患各種癌症、心血管、氣管方面的疾病等。雖然並不是抽香菸就一定會得癌症，還要如第一章所述，考慮其他的條件，但無論如何不能以個體而論，根據統計抽菸的人比不抽菸者罹患癌症的比率高出四至五倍，肺癌就達近三十倍的機率，怎能心存僥倖呢？許多國家，包括我國、日本、歐美等癌症早已登上了死因排名的第一位，就是人造的致癌物到處充斥的結果，若加上抽菸這個致病因子，焉有不得病之理，再加上亂服藥物，無疑雪上加霜，身體更加惡化；更何況還有許多的藥物都是具有毒性的！

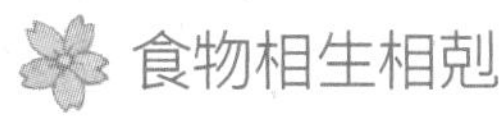

食物相生相剋

食物相剋在以前就已經受到注意，農民曆後面就有一些相關的記載，如「蟹和茄」、「蛤和柑」、「蟹與香瓜」等。中國自古以來的「食物相剋」說法雖然有些還沒有科學的根據，但是依據經驗法則，不容忽視，每一個人從小至大，母親無不耳提面命，深怕自己的孩子無意中中毒。

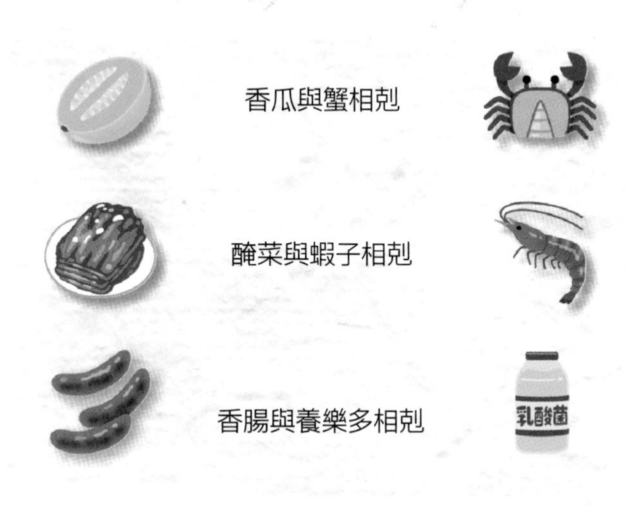

圖 2.2　當代版的食物相剋

現在食物相生相剋的科學根據已陸續被研究者發表，但要注意的是和食品添加物有關的新型「食物相剋」。進入身體裡面的化學物質其中有幾個組合在一起，成為有毒的物質。

例如，在火腿、香腸的製作中，使用亞硝酸鈉（$NaNO_2$）為發色劑，與別的食物中所含二甲氨發生反應，「亞硝酸二甲氨」這種致癌物質便產生了；至於「蟹與香瓜」最好不要混吃，因為瓜類是低溫消化，蟹肉是動物性蛋白質，乃是高溫消化，自然容易引起腹瀉，應該避免。或者吃太鹹，食物中又有致癌物，鹽會加強致癌物的作用，使人提早致癌，這是「當代版的食物相剋」。就連吃藥也最好配白開水，若亂喝果汁（如葡萄柚汁）或其他飲料，有時不幸因食物相剋而造成中毒就得不償失了。

作者專欄

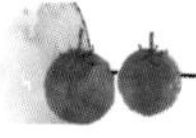

我的學生才讀了一年大學就因為尿道結石而掛急診，我去探病時，問他：是不是每餐飯後就喝一杯飲料，他回答：「是！」，我又問他：是不是每天至少喝二杯？他又回答：「是！」然後用很驚訝的眼神問我：老師您怎麼知道？我跟他說：你已經在自己的腎臟及輸尿管做了一年的生化實驗，又因為你的腎臟比較小，原本要兩年才會結石的，一年就產生了。

由於飯後喝飲料會使飲料中含有酸基的物質，如磷酸基與食物中的鈣結合成磷酸鈣而產生結石，蔬菜中的草酸也會與鈣產生草酸鈣，所以吃飯前要先喝菜湯（少量），再開始吃飯，飯後就少喝湯。因為菜湯裡草酸較多，先喝湯較不會產生結石，亦可暖胃，再慢慢地細嚼慢嚥，食物可充分地分解而易於吸收，尤其是澱粉類的食物更要在嘴裡咀嚼愈久愈好，才能與澱粉酶充分混合才好消化。

 不當用藥也會中毒

長期服用中藥也會中毒，因為中藥分上、中、下品藥，唯有上品藥較安全（很多中藥材也是栽種得來，所以也有農藥及化肥的污染之虞），因為中藥在使用上是複方，由許多不同的成分構成，例如，治肝病的龍膽瀉肝湯是常用的藥方，但是得對症下藥，而且症狀一旦減緩就需遵照醫生囑咐而停藥，不可為了護肝而未經醫師許可擅自天天服用，長期下來，肯定逃不掉洗腎的命運，這也是藥毒的案例。至於常被黃麴毒素污染的花生，食用時一定要確保其新鮮，否則肝癌很快就上身了；前和信醫院肝膽腸胃腫瘤科的林醫師因為看診繁忙，常看診至深夜，沒空吃晚餐，總以花生果腹，五十四歲就因肝癌過世，令人扼腕。

其次，藥物與食物一定要分開服用，服用任何藥物一定只喝溫開水送服，不要配任何飲料。服用健康食品或有特定功效的食品時，也要注意其與藥物的疊加或相消的效果，例如，抗凝血劑與人參、銀杏、大蒜、魚油、靈芝等其中一項同時服用或前後服用，易造成溶血反應而出血；抗生素加益生菌則會抵銷產生益菌的效果；茶與鐵劑避免同時服用，茶中的鞣酸會使鐵不容易被腸道吸收，容易造成貧血。另外，服用降血脂的藥物就不宜再服用紅麴相關產品，兩種東西同時服用，效果加倍的結果，就易得到橫紋肌溶解症，不可不留意。

總之，服用特殊營養食品或健康食品前最好先深入了解其功效，現在網路非常發達，很容易就可取得想要的資訊（雖然有部分是以訛傳訛，但很多是正確可供參考），讀者可逕行透過搜尋引擎尋找。

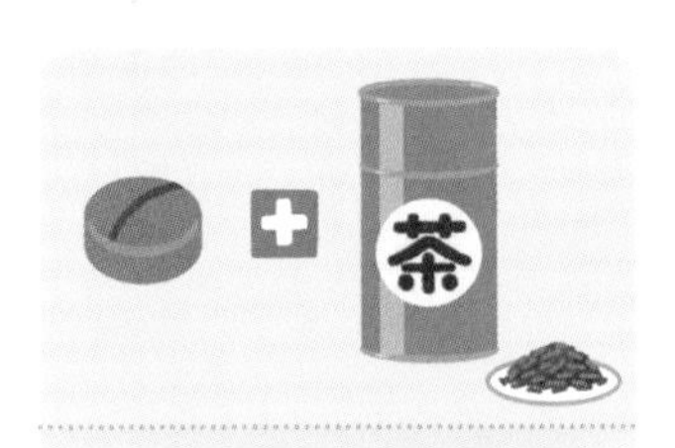

鐵劑+茶 → 貧血

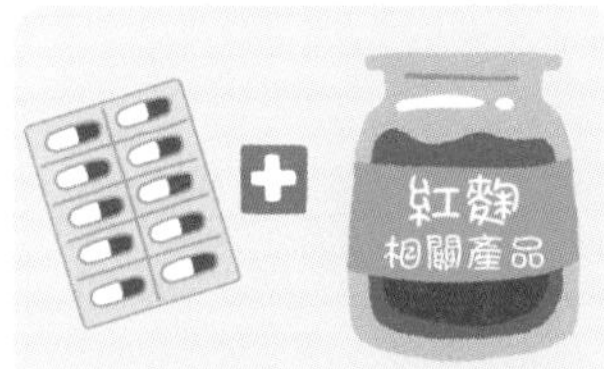

降血脂藥物+紅麴相關產品 → 橫紋肌溶解症

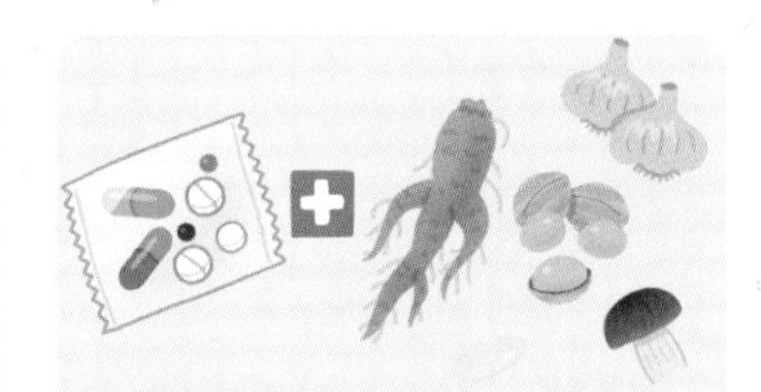

抗凝血劑+人參、銀杏、大蒜、魚油、靈芝 → 出血

作者專欄

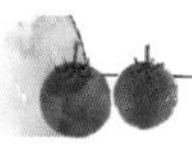

筆者二十多年前，認識一位海軍陸戰隊的朋友，退伍不到半年就發生貧血的現象，原來是其接手父親的茶莊，每天飯後就立刻泡茶給客人品嚐，自己也喝過量的茶，因此產生貧血現象，後來改成餐後二小時再喝，上述情況便獲得改善了。

食用當季當令的食物

當季當令的食物能量最高，因其栽種過程使用農藥最少或不需用農藥，例如，一至四月盛產草莓、三至五月產枇杷、四至七月產西瓜等，這些當令時節所產的水果可適量食用，至於不是當令的水果要少食。例如，不要吃冬天的西瓜，一來其需使用催熟劑、膨大劑及劇毒農藥才能有果實吃，二來人體於冬天偏陰寒，此時吃西瓜無異是在毒害自己，若是居住在南部較燥熱的地方最好也要適可而止，其蔬果時令表見2.3。

蔬菜也是如此，例如，小黃瓜的盛產期，可以大口吃，但是非盛產期就要減少食用；又如小白菜在農曆三至五月時栽種，完全沒有蟲害，除了沒有農藥問題外，其能量也高。至於非盛產季的蔬果盡量不要食用，農藥殘留是非常難清洗乾淨的，一般表面只能用清水（用鹽水是錯誤的）沖洗，去掉一小部分，吸附在裡面的是無法去除，不可不慎！

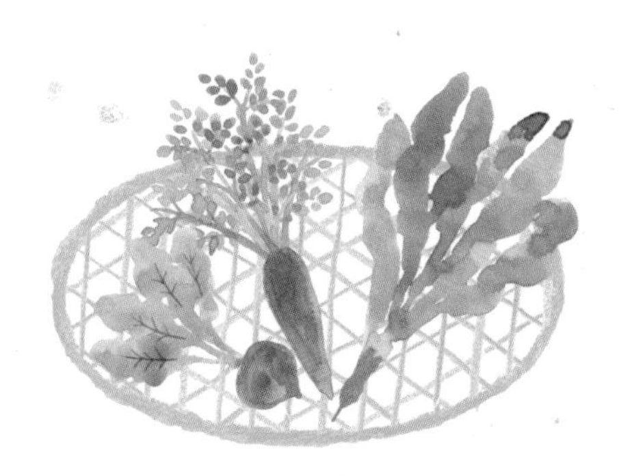

表 2.3 時令蔬果表

時令	蔬菜	水果
春季	辣椒、青椒、彩椒、洋蔥、花椰菜、甜豆、豌豆、芹菜、萵苣、油菜、菠菜、香椿、春筍、瓠瓜、韭菜、菜心、茼蒿、豆苗、蒜苗等。	番石榴、桑葚、櫻桃、草莓、蓮霧。
夏季	辣椒、絲瓜、苦瓜、冬瓜、菜豆、蘆筍、茭白、洋蔥、南瓜、莧菜、山蘇、空心菜、龍鬚菜、地瓜葉、竹筍、生菜、茄子、番茄、四季豆等。	蓮霧、枇杷、桃、李、西瓜、芒果、檸檬、百香果、火龍果、杏、荔枝、香蕉、椰子、櫻桃。
秋季	秋葵、菱角、蓮藕、辣椒、栗子、冬瓜、四季豆、地瓜葉、豆角、山藥、白菜、扁豆、菜花、胡蘿蔔、大蔥、豆角、黃瓜、茄子、百合。	柚子、梨、柿子、木瓜、蘋果、蓮子、甘蔗、葡萄、火龍果、楊桃、杏、橘子、紅棗、核桃。
冬季	青椒、白菜、洋蔥、花椰菜、胡蘿蔔、蘿蔔、甜豆、芹菜、菠菜、芥菜、萵苣、花椰菜、大白菜、油菜、菜心、菠菜、黃芽白、芥藍、荸薺、藕等。	橙、橘子、柚子、甘蔗、釋迦。

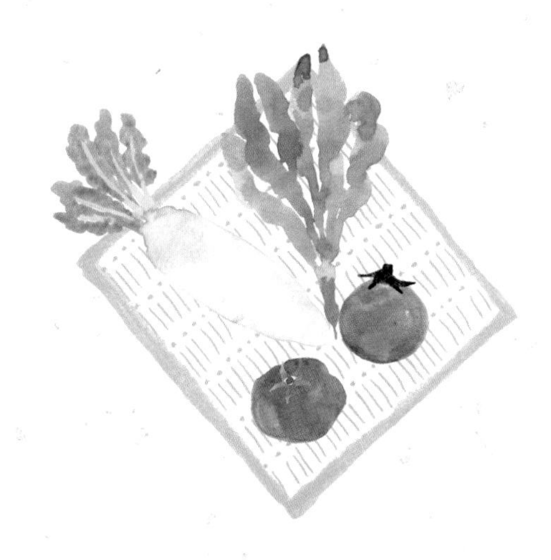

美國耶魯大學科學家列出食物的營養指標，如表2.4，大於90分以上，依序是新鮮無花果、葡萄、香蕉、芒果、西瓜、蘋果、綠色甘藍菜、番茄、鳳梨、小蘿蔔、夏南瓜、青花菜、藍莓、秋葵莢、柳橙、綠豆等，大多數是青菜及水果。長期食用低營養食物也會讓身體變弱而生病。尤其是再加工的蔬菜或食材以外，還有數不清的毒物隨時會從口、呼吸系統、皮膚等進入體內，未來防毒、解毒、排毒是一個重要的課題，有待大家的努力，而生機飲食是一項非常值得重視的「防毒」的方法，若有不足的地方需靠其他方面補強之，如靈芝及樟芝排毒法、大排汗排毒、斷食排毒、腳底反射區水門線排毒法等。

表2.4 食物的營養指標

食物的飲養指標		食物種類
大於90分以上		依序是新鮮無花果、葡萄、香蕉、芒果、西瓜、蘋果、綠色甘藍菜、番茄、鳳梨、小蘿蔔、夏南瓜、青花菜、藍莓、秋葵莢、柳橙、綠豆等
51至87分之間		海鮮
28至48分之間		肉類
20分以下		各類加工食品
只有1分		汽水、冰棒

2.3 營造無毒的生活環境

現代生活處處充滿有毒物質與食物，究竟要如何才能營造健康優質的健康環境呢？若平日時間有限，建議可在居家環境栽種些常備藥用植物，例如，石蓮花、蘆薈、魚腥草，如圖2.3、圖2.4、圖2.5，這三種植物容易栽培且居家常用得到，安全性也高，其相關功效如表2.5所示。

表2.5 常見的藥用室內盆栽

藥用盆栽	功效
圖2.3 石蓮花	可解肝毒，但性寒涼，適宜於春末、夏天與初秋午後食用，服用法於5.8節另有說明。
圖2.4 蘆薈	性寒，有清熱解毒之功效，最適宜於春末、夏天與初秋午後食用，只要用刀將皮削掉，取透明狀部分（凝膠）即可食用（內服加一點蜂蜜，外用可直接塗抹患部，消炎殺菌），綠皮不可食用，因其含有大黃素及蘆薈素易刺激皮膚及腸胃；蘆薈品種有上百種，但目前僅三種品種可藥用，常見的是費拉蘆薈，非常好栽種，其具抗發炎、抗癌、抗潰瘍、抗菌、皮膚保養等功效，其他功效請參考相關書籍。
圖2.5 魚腥草	是抗SARS的良藥，姑且不論其有效的程度，但是其對病毒性的感冒有奇效，唯其臭腥味頗重是一大缺點，但煮熟後味道變淡。

以上三種植物皆是非常容易栽種的藥用植物，值得栽培。另外，熱帶蘋果及蜜雪梨在我悉心的照料下也每年結實纍纍！如圖2.6及圖2.7。屋頂農園真的是低碳健康的，食材乾淨，碳足跡最短，又賞心悅目，是療癒現代人身心最好的地方！更是減少地球暖化的好方法之一，因此都市的屋頂農園當大力推廣！尤其是當大量的屋頂農園建置後，熱島效應也會減低，人與人之間的冷漠感也會下降，對自己對地球都好！

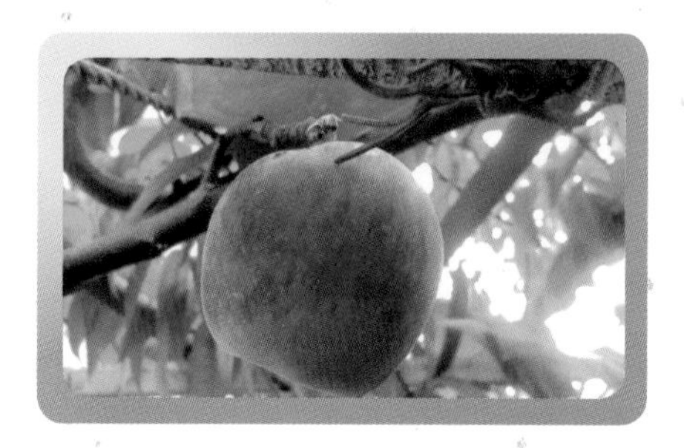

▲ 圖 2.6　我家頂樓栽種的蘋果

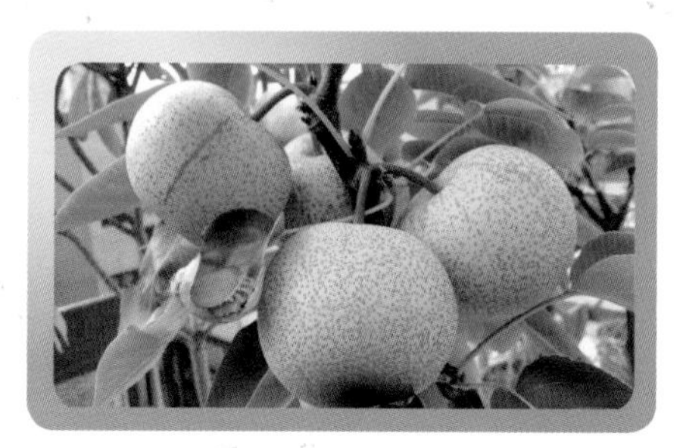

▲ 圖 2.7　我家頂樓栽種的蜜雪梨

家中頂樓栽種的蘋果與蜜雪梨

作者專欄

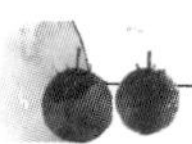

圖2.8是筆者所栽種的部分蔬果，雖比不上專業種植的蔬果，但是生意盎然的感覺時時可得，並且保證絕無農藥及化學肥料的殘留，讀者若有頂樓或其他適合的空間，可以進行小規模的栽種，尤其是居住在都市裡的人，若能一起在頂樓栽種植物，除了有乾淨的蔬果可吃外，可怡情養性、結交志同道合的朋友，更可療癒都市人枯竭的心靈（園藝治療），可說一舉數得。

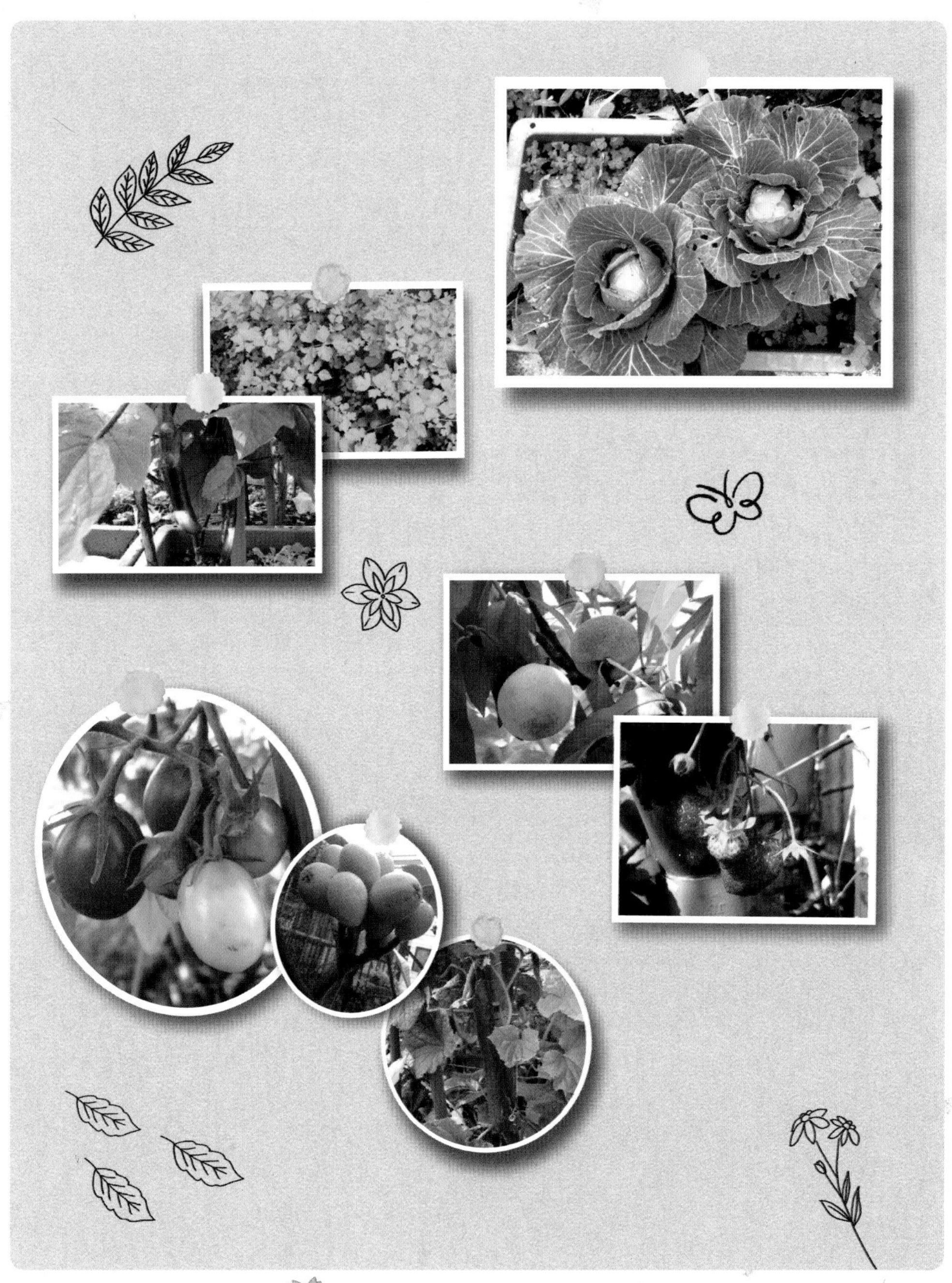

圖 2.8　本人於頂樓所栽種的蔬果

作者專欄

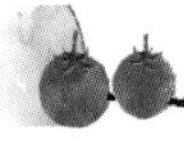

十三年前我開始在自家頂樓種蔬菜，由於受限於面積，產量有限，不足的部分再外購，在搬土、翻土、播種、澆水、施肥、除草、收成、搭棚等的農事中體會了農民的辛苦，還有不用化肥及農藥的難處，自己不斷的摸索及改進，勉強可以略有收成，那種植物乾淨的本來面目，只有親身體驗才知道，而且在栽培及採收過程中的喜悅，也如人飲水冷暖自知。其中有幾個重要的心得：

①植物與人一樣，有其特性，有自己的喜好，有的喜歡陽光，有的要遮蔭，有的要多澆一點水，有的要少一點。

②在適合種植的季節及環境下，幾乎可以不用農藥，例如，小白菜在農曆三至五月（有時晚一點）時栽種，完全沒有蟲害，因為此時為蟲卵空窗期，蟲害相對少，也因此其能量較高。

③植物彼此的空間要夠，才能生長好且染病的機率下降，就跟我們人一樣，太親密則易衝突，因此植物在幼苗時彼此擁擠可以互相扶持而長大，長大後便需要移植至較大的地方，才能長得好。

④給植物適合的環境，它就有足夠的抗病能力，我們用點巧思，適時修枝、套袋，它就會用長得好長得快來回饋你！

⑤因為沒有農藥或保鮮劑等處理，乾淨的蔬菜保存期短，採收後就要盡快食用。

因此，我們要選當令且本地的蔬菜、水果食用，對我們身體才好。若空間允許，可以根據農民曆的建議依照不同的季節來種植地瓜葉、萵苣、空心菜、小黃瓜、青江菜、番茄、高麗菜、小白菜、芹菜、草莓等。草莓的栽種有一個訣竅，就是它適合10至20℃的生長環境，同時當草莓果實將由白轉紅時，立即套上塑膠夾鍊袋以防蟲及鳥食，記得塑膠夾鍊袋要用針刺一些小洞讓草莓透氣。

2.4 何謂生機飲食

我給生機飲食的定義是「凡給人生命，健康有活力的飲食」皆稱之，包括初級營養及三級營養食物，三級營養食物就是之後將提到的靈芝、樟芝等的機能性食品。而二級營養是各種食品添加物，為了使口味或色澤變好，延長保存期限等所添加的東西，大都是我們人體不需要的。最嚴謹的生機飲食（初級營養）應是全素且少吃蛋奶，而且所有的食物皆是無農藥、無化肥、無污染的自然或有機的蔬果、全穀類、種子堅果、豆芽菜等，部分生食或製成精力湯、果菜汁、回春水，搭配全穀饅頭、麵、飯等，以上各類食物在有機食品專賣店皆有販售，且有專人指導，不再贅述。

一般的素食並不是生機飲食，對大部分的人來說全部素食不太可能，偶爾吃一餐尚可，餐餐吃素談何容易，更別說是口味不佳的生機飲食了，因此創造更健康、更美味的生機飲食已是發展的趨勢。其他條件較鬆的則為一般的素食做法，但需用有機或較乾淨的食物為原料，不能為了口感而添加化學物，如素雞、素鴨等，那些是商人做給不得已吃素的人吃的（如親人過世時持齋），權巧方便而已，追求健康及真正素食的人是不吃的。最鬆的則是食用上述食物外，乳、肉、油、蛋、甜食可略吃一點點。

2.5 機能性食品的分級

一般機能性食品（functional food）除了營養價值外，凡是對人體的生理健康、心理健康，及整體功能有助益的食物，都可稱之。而中國自古以來的「醫食同源」飲食觀念深植民心。社會大眾若能攝取優質食物以提升免疫力，達到保健效果，亦可提高生活品質。

一般食品的機能可分為三大類：即初級、次級、三級機能，分述如下：

所謂「初級機能」乃是提供身體細胞生存、活動、代謝等之營養，例如，蛋白質、脂肪、維生素、礦物質、酵素、輔酵素等皆是，而自然健康的飲食是最佳的選擇，如前所述。

所謂「初級機能」乃是提供身體細胞生存、活動、代謝等之營養，例如，蛋白質、脂肪、維生素、礦物質、酵素等皆是，而自然健康的飲食是最佳的選擇，如前所述。

「二級機能」乃是各種食品添加物，琳瑯滿目，如色素、香料、防腐劑、調味劑等可以增加口感及美味的皆屬之，食品添加物的目的主要為：延長保存期限用、視覺調整、味覺調整、改善食品品質、提高營養價值及方便製造等。其至少有三千種以上，生活中已有數不清的食品添加物進入我們體內，就連化學的塑化劑也有不肖的商人將之添加在食物中，毒害我們，根據陽明大學的學者研究指出，抽樣調查60個人的尿液中就有90%的人檢驗出塑化劑的代謝物，甚為恐怖！

「三級機能」屬機能性食品，其功能是提升細胞的活性使其生物能提升，因此能有效地吸收初級營養，再生好的細胞，進而可改善身體機能，達到改善疾病、延年益壽之功能。

表 2.6　食品機能分類表

分級	說明
初級機能	為無農藥、無化肥、無污染的自然或有機的蔬果、全穀類、種子堅果、豆芽菜等
二級機能	各種食品添加物
三級機能	如靈芝、樟芝等機能性食品

鄭建仙學者根據功能性食品食用對象不同，將其分為兩大類[3]。

第一類是以健康人為對象的「日常功能性食品」，或稱為「日常保健食品」，它是根據各種不同的健康消費群的生理特點與營養需求而設計的，例如，嬰兒、老年人和學生等，目的在促進生長發育或維持活力與精力，强調其成分能充分顯示身體防禦功能和調節生理節律的工程化食品。對於老年日常功能性食品來說，應符合「四足四低」的要求，即足夠的蛋白質、足夠的膳食纖維、足量的維生素和足量的礦物元素；低熱量、低脂肪、低膽固醇和低鈉。對於嬰兒日常功能性食品來說，應能完美地符合嬰兒迅速生長對各種營養素和微量活性物質的要求，促進嬰兒健康活潑地生長。對於學生日常功能性食品來說，其基本要求是能促進學生的智力發育，促進大腦能以旺盛的精力應付緊張的學習和考試。

另一類是以健康異常者為對象的「特種功能性食品」，或稱為「特定保健用食品」。它着眼於某些特殊消費群（如糖尿病患者、腫瘤患者、心臟病患者、便秘患者和肥胖症者等）的特殊身體狀況，强調食品在預防疾病和促進康復方面的調節功能，以解決所面臨的「健康與醫療」問題。

功能性食品的使用對象

類別	使用對象
日常功能性食品	老人：足夠的蛋白質、膳食纖維、維生素、礦物元素；低熱量、低脂肪、低膽固存和低鈉。
	學生：促進智力發育、大腦能以旺盛的精力應付緊張的學習與考試。
	嬰兒：符合嬰兒迅速生長對各種營養素和微量活性物質的要求，健康活潑地生長。
特種功能性食品	某些特殊消費族群：特殊身體狀況，食品在預防疾病和促進康復方面的調節功能。

2.6 如何實行生機飲食

飲食的口慾只在一念之間，只要您想想，可愛的動物死前的掙扎，不但殘忍而且它們身體會因恐懼及忿怒而分泌出毒素，已有許多的西方科學家透過實驗及檢驗證實，不但於其肉中產生毒物，就連呼出的空氣都可以檢驗出是有毒的（呼出的氣體會使試紙變成不同的顏色），我們吃下這有毒的肉類，豈不是有礙健康嗎？更何況吃下藏有普立昂變性蛋白質（prion protein）牛隻的腦、內臟、脊髓、肉或骨頭，可能會在數年或數十年後引發腦部海綿狀病變，慢慢喪失行動力，最後癱瘓而死。我們很難知道食入的牛肉或相關產品是否有普立昂變性蛋白質，因此不吃是最保險的。

回想三十年前，豬肉或牛肉一斤八、九十元，今天也差不多這個價錢，蛋三十年前一斤二、三十元，今天依然如是，請思考一下，三十年來的通貨膨脹率，房地產的漲幅、人工成本的高漲等，肉商們依然賺錢，除了科學化的管理及基因工程進步外，難道不是那些生長激素、抗生素的功勞？(之前全國各地的豬肝被檢驗出皆含有青黴素就是最好的證據！）請多思考一下這個問題！大家不妨可參考約翰。羅賓斯(John Robbin)先生所著的《新世紀飲食》(*Diet for a New America*)一書，他將多年所蒐集有關飲食的真相，盡列書中，值得讀者仔細閱讀。縱使不能全部素食，至少要做到肉食減量！

生機飲食的重要性

一般人的飲食改革可循序漸進，由減少肉食開始，再減少蛋奶素的食用，最後食用自然健康全素。當然原料盡量是有機或無農藥栽培的，若是豆芽菜、苜蓿芽、豌豆苗等可以自己種植，那種青翠、充滿生命力的成長也給人們帶來了無窮生機。若是不能全素，至少每週三至六餐素食(當然食材最好是乾淨健康的)，因為養肉代價高，養1公斤的肉至少需消耗5公斤以上的穀類，足以養活不少人，現在地球上至少有八億人口處在半飢餓的狀態或營養不良的情形，吃素不只救地球，還救人類，先救自己(使自己身體乾淨、污染少)又救別人，一舉兩得。

由於國人的飲食觀無法立刻改變，生機飲食推展起來速度緩慢，也唯有重病者如癌症患者，或對健康有大徹大悟的人可堅持到底，但過度強調高比率的生食，反而需要承受許多壓力，不如以循序漸進的方式為之較妥當，否則在社會環境壓力下及家人反對下很容易妥協。

生機飲食的步驟

筆者認為應先從有機純淨的熟食開始，在不改變口感香味下烹調，至少食材已乾淨健康，然後增加可口的手捲(將苜蓿芽、有機蘋果、小黃瓜、紅蘿蔔、酵母片等包在全麥皮或五穀皮內)、五穀製成的小點心、各種有機果汁或凍、全麥或燕麥的麵條(不加防腐劑)、生菜沙拉、五穀饅頭等，採取10至20%的生食，且逐步改變部分烹調方式，使用自然或有機原料、香料來配合，兼具色、香、味及營養來料理食物才能引起更多的人興趣且能持之以恆。

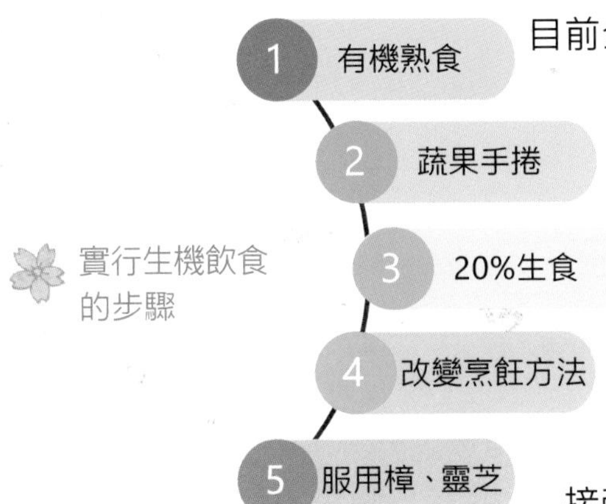

目前全省的有機店及蔬食餐廳林立，也漸漸地朝此目標前進，尤其生機餐或養生餐也愈來愈可口，他們不斷地在研究、精進，對外食且注重健康的人是一大福音！若是口味特別重的人，可以透過服用樟芝或靈芝來減低體內的毒物，進而改變自己的口味，自然就可以接受較清淡的食物。

生機飲食的輔助品

東方人的生機飲食與西方人不同，應考慮地磁所造成的影響，西方人屬金較不畏寒冷，因此其婦女生產後不但不用「坐月子」，且可立即來一杯加冰塊的可樂或飲料，卻很少有因此而生病者；反觀我們東方人性屬木，較溫暖故畏寒氣，因此產後需坐月子，若飲冰涼之物則百病叢生，不易治癒（若東方人至西方國家居住一段時間後，因地磁的緣故，也不需坐月子）。故東方人採生機飲食時，可降低生食比率，尤其是在寒冷的冬天。因此實施嚴格生機飲食的人，可酌量食用花粉及蜂王乳以補其不足，雖然精力湯裡有燥熱的堅果類食物，但是畢竟是略為不足，尤其對現代需有好體力來應付工作及生活壓力的人，雖然生機飲食會令人神清氣爽，但略有無力感，只要加入花粉及蜂王乳就可解決這個問題。至於抗老化及提升生物能的能力，若能配合三級機能性的食品如靈芝、樟芝等，則趨於完美的「生機飲食」的境界了。

小百科

花粉是蜜蜂從花朵的花藥上採集後，再混合少許蜂蜜而成，是蜜蜂的糧食及釀製蜂王漿不可或缺的原料。花粉含96種不同性質的元素，其中維他命16種、礦物質16種、酵素及輔酵素18種。

蜂王乳是工蜂的一種分泌物，餵食蜂后的食物。蜂王漿是由蜂群中的哺育工蜂，其舌腺和上顎腺等腺體分泌的漿狀物。

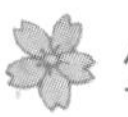

生機飲食的實行

無論何種飲食，首要的條件是不要造成精神壓力，現代的健康飲食店已經很多了，若出門在外，可以用手機找個較符合生機飲食條件的餐廳，既能滿足口慾也可兼顧健康。至於已生病的人，則一定要堅持，吃最健康的食物，如果還是依然故我，喝飲料，吃雞排、吃烤肉，神仙也難救啊！不管再怎樣清淡的飲食，只要在真正飢餓的情況下嚐起來皆美味，現代的年輕人及小孩與三、四十年前比較已經太幸福了，要吃什麼有什麼，正因為如此，飲食所潛藏的危機不得不重視。

筆者建議為人父母，應該漸漸在餐桌上加入生機飲食的食物，若再毫不節制的給予你的孩子高鹽、高動物性蛋白質、油炸物、白米、白糖、化學飲料等低能量食物的話，那麼你們可能會有一個比你早得慢性病的小孩，對你們將是一個沉重負擔。難道醫院裡那麼多的人在生死邊緣掙扎，在忍受刀割、電療、化療、洗腎等各種不舒服的治療時，你不害怕嗎？你能不引為借鏡嗎？痛定思痛，現在就加入生機飲食的行列吧！

作者專欄

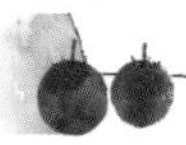

筆者於二十五年前開始吃肉邊菜，隔年開始實施最嚴格的生機飲食，對忙碌的我而言，只能維持短短的幾個月，但已能體會它對人體的好處及限制（文中有提及）。三年後已全素，但維持相當比例的蔬菜生食及五穀飯、堅果類食物至今，感覺很好，若出門在外，都盡量找尋健康料理的素食店，為自己的健康加分。

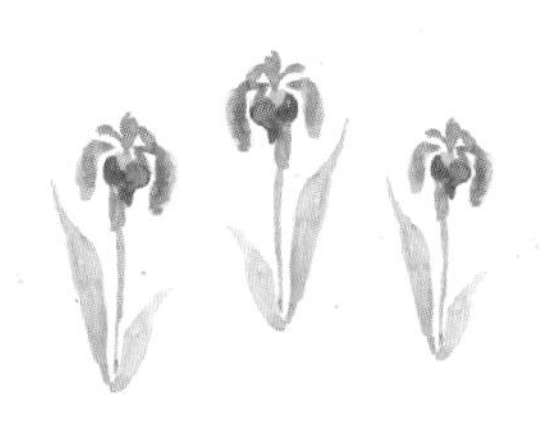

2.7 生機飲食的見證者：國父孫中山先生

國父孫中山先生於其所著的《孫文學說》第一章「以飲食為證」中述及自己胃病治癒的過程，其云：「曾得飲食之病，即胃不消化之症。原起甚微…而病則日甚，胃痛頻來，幾無法可治，……。於是更覓按摩手術而兼明醫學者，乃得東京高野太超先生。先生之手術固超越尋常，而又著有《抵抗養生論》一書，其飲食之法，與尋常迥異。尋常西醫飲食之方，皆令病者食易消化之物，而戒堅硬之質，而高野先生之方，則令病者戒除**一切肉類及溶化流動之物**，如粥糜、牛奶、雞蛋、肉汁等，而**食堅硬之蔬菜、鮮果**，務取筋多難化者，以抵抗腸胃，使自發力，以復其自然之本能，吾初不信之，乃繼思吾之服粥糜、牛奶等物，一連半年，而病終不癒，乃隨一試其清之意。又見高野先生之手術，已能癒我頑病，意更決焉。而先生則曰：「手術者，而一時之治法，若欲病根斷絕，長享康健，非遵我抵抗養生之法不可。」從之而行，果得奇效。惟癒後數月，偶一食肉或牛奶、雞蛋、湯水、茶、酒等物，病又復發。始以為或有他因，不獨關於所食也，其後三四次皆如此，於是不得不如高野先生之法，**戒除一切肉類、牛奶、雞蛋、湯水、茶、酒**，**與夫一切辛辣之品。而每日所食，則硬飯與蔬菜及少許魚類，而以鮮果代茶水**，從此舊病若失，至今兩年，食量有加，身體康健勝常，食後不覺積滯，而覺暢快。」

由上文知道國父幾乎靠近似生機飲食的方法恢復了胃的健康，雖然手術對病灶有「快刀斬亂麻」之功，但術後的養生保健更重要，如能充分配合的話，焉有再發之理。

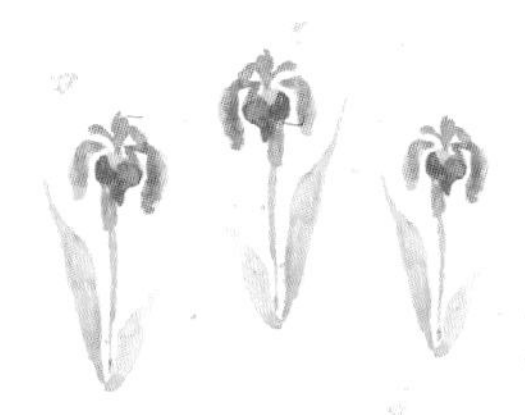

養生筆記

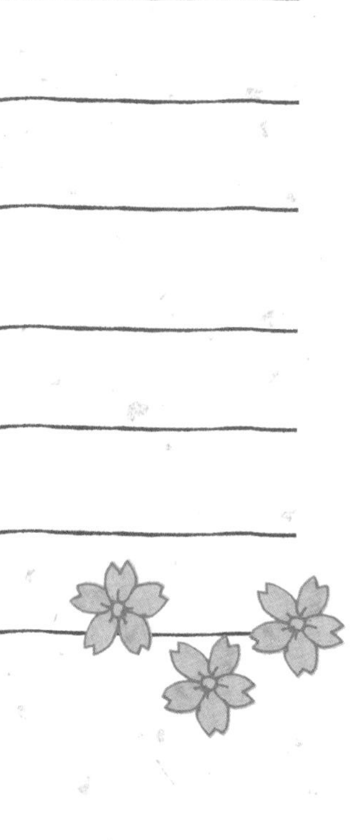

養生筆記

PART II

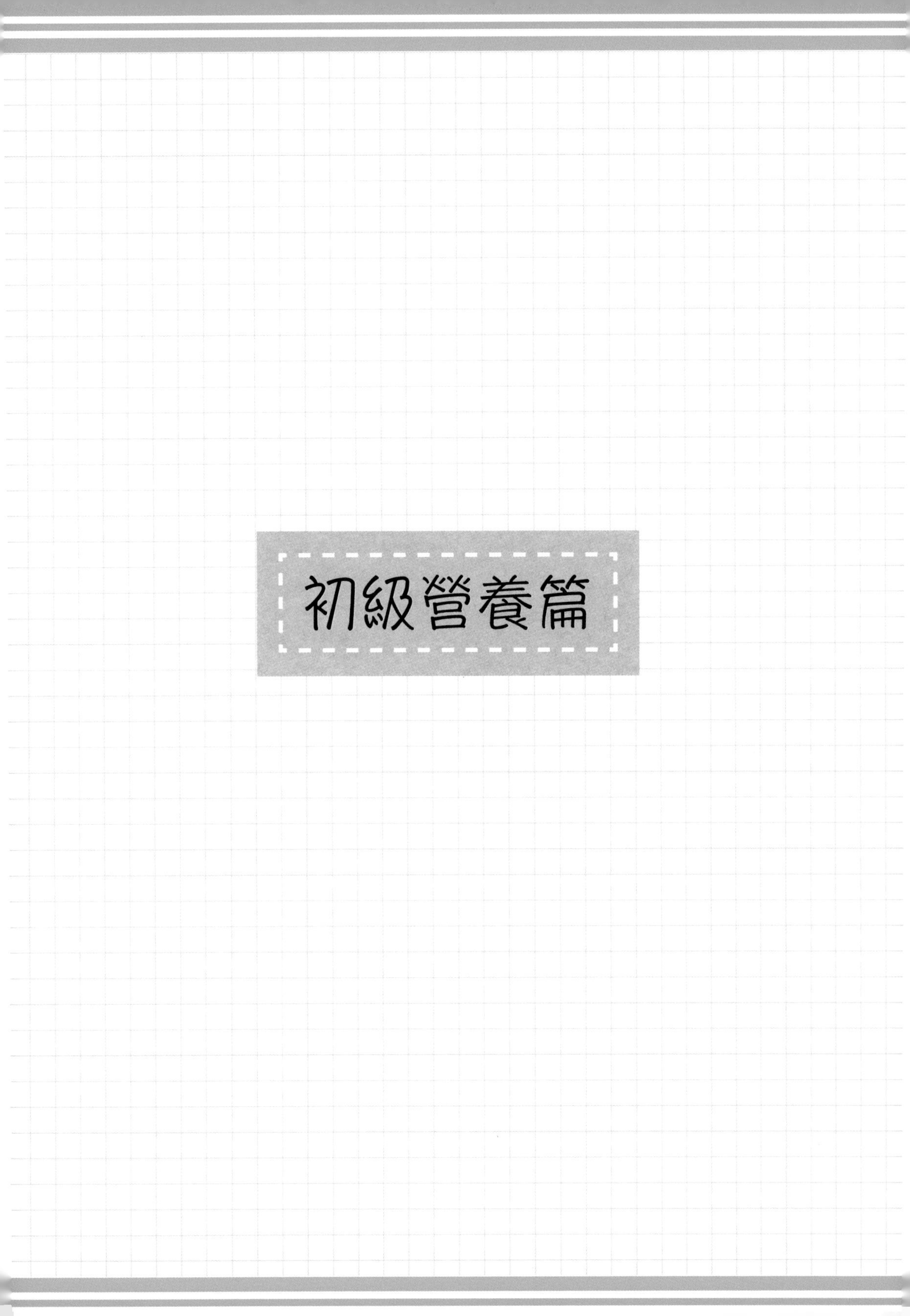

初級營養篇

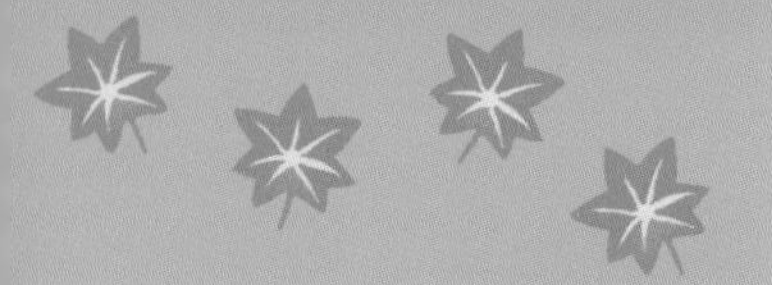

3 自然健康茶：綠抹茶

3.1 茶的外形分類

喝茶的歷史，淵遠流長，到了唐朝，陸羽先生依製茶完成後的外形，將茶分類為下列四種：角茶、餅茶、散茶、末茶等，其中散茶就是所謂的「老人茶」，其利用不同溫度及不同烘焙程序製成，香氣四溢、甘醇甜美，大家耳熟能詳，故不贅述。至於抹茶是將散茶（製茶後剩下的碎屑）研磨成之茶末，一般是不發酵，在「抹」茶的時候，利用不同的水溫及手法，再開始發酵，香氣與烘培的散茶不同，一般是連水帶粉末一起喝，為抹茶的濫觴，後來的抹茶有用手採的兩葉一心的嫩葉，亦有連枝帶梗的機器採收茶，等級截然不同。以下就來介紹幾種製茶方法：

未發酵的茶

如龍井、碧螺春等屬於不發酵之綠茶，其茶湯色青，香氣足。因為製茶過程未做任何發酵處理，而保有最高含量的茶葉成分，如兒茶素（又稱單寧酸、鞣酸）保存率高達80%，及大量維他命C與礦物質，但因只泡出水溶性的部分且易傷胃，最好餐後一至二小時後飲用，但宜少量，否則易造成貧血。

發酵茶

如包種、烏龍等為半發酵茶，茶湯金黃色，香氣足，喉韻夠。紅茶為全發酵茶，茶葉香氣低，茶湯色紅褐。經發酵處理，茶葉成分較多破壞，如兒茶素保存率烏龍茶約40至50%，紅茶只有3至5%，但比綠茶較不傷胃。

綠抹茶

抹茶有用手採的兩葉一心的嫩葉，亦有連枝帶梗的機器採收茶，而利用高山茶兩葉一心之茶菁，在低溫的環境下研磨成粉，可以100%保存茶的成分，但略有茶腥味。茶葉磨粉整體食用，對健康貢獻最大，但只能採兩葉一心的來用，否則連枝帶梗下去磨，則會傷胃，因此不得不加入養樂多或牛奶才可入口。依普通泡茶飲用方式，一般綠茶僅能攝取茶葉中30至40%的水溶性成分，而此部分又因發酵處理及熱水沖泡損失，實際人體吸收可能不及20%，茶葉中其餘60至70%不溶性成分對健康有益處卻被丟棄，誠屬可惜。但因為綠抹茶是全部吃下去，無法像老人茶的泡法，於第一泡時洗去部分殘留的農藥，故需慎選無農藥的茶樹所製成的抹茶。

由於茶道已有許多專書介紹，且臺灣多的是茶藝高手，筆者不敢在此班門弄斧，僅介紹個人了解較多的綠抹茶。

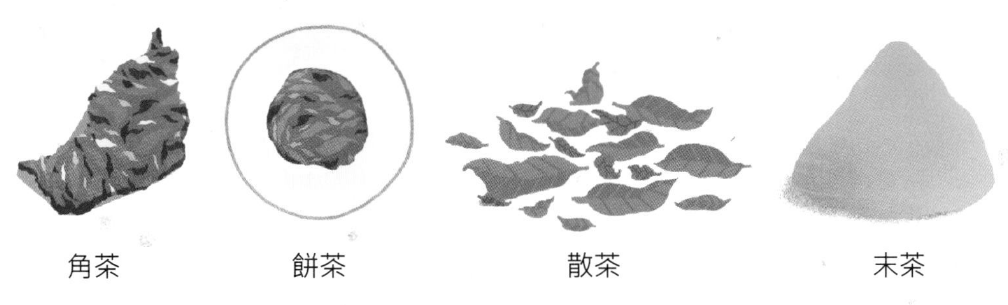

圖3.1 茶的分類圖(依外型)

3.2 近代綠抹茶之由來

日本的榮西禪師將中國的抹茶傳至日本，在他的《吃茶養生記》中把抹茶記述為藥（筆者認為其原意是茶有治病之功能，故稱之為藥，以現代的藥與食品的分類，它歸屬為食品），其云：多喫抹茶，身體會慢慢變好，五臟六腑會逐漸改善，壽命會變長。

日本人是全球最注重養生的民族，且能把一件事認真做好且將其藝術化的民族，因此抹茶能在其國內發揚光大，而靜岡縣長壽村之村民更是身體力行，故是全世界的長壽村之一，且其癌症罹患率最低，尤其是胃癌是其他村的五分之一。凡是到過日本的人都會對他們那一碗綠綠的，像一碗中藥的抹茶（maccha）印象深刻，如果喝到高級的抹茶，喝起來喉韻甘醇、香氣濃郁，令人難忘。

近幾年大家飲食愈來愈圖方便，連日本也是如此，多年前去日本旅遊時，在百貨公司看到抹茶的工具，如竹筌（一種竹器，有八十支或更多的細竹條編織而成）等，也是乏人問津，可見大家愈來愈忙，那種閒情逸致早不復見，或許有時暫停匆促的腳步體會一下生活的樂趣，品嘗一下抹茶的原味，也是一種養生長壽的方法吧！當臺灣人懂得「慢活」及「快活」的真諦時，各種慢性病、精神疾病、心因性疾病都會大量減少，或許可以從「飲茶」的文化改變開始。

作者專欄

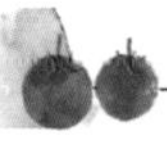

自從日本人將抹茶藝術發揮的淋漓盡致後，臺灣人一直想引進抹茶（或說也想將老祖宗的智慧再加以發揚光大吧！），但礙於抹茶的臭菁味及口感不佳而一直不能為國人接受，後來有人開發了無臭菁味及喉韻極佳的綠抹茶後才漸漸改觀，但大多數人還是習慣泡茶，其中一個原因是不傷腸胃的綠抹茶粉較少。市售不少的抹茶常需加養樂多或優酪乳來壓抑難喝的味道，就養生的立場而言，最好不要添加其他東西，喝純的綠抹茶最好。

3.3 綠抹茶的藥理

日本岡山大學醫療學部教授奧田等人，研究發現綠茶含豐富的單寧酸（tannin），能抑制老化元兇「過氧化脂質」的發生，其防止老化的效果是維他命E的二十倍。經由長期的研究及體驗，日本人也發現茶葉可以抑制癌症並強化血管功能、利尿、預防蛀牙、降低膽固醇及血壓、糖尿病等，最新的醫學研究報告更進一步指出，就連屬於醫學瓶頸問題的白血球過多、癌症及愛滋病等，也都由茶葉的成分分析與提煉獲得突破。

茶有這麼多的神奇妙用，僅限於在製造過程中未經發酵的綠茶，至於烘焙過的茶則打了折扣，紅茶更是效用微弱。因為茶葉所含的鈣、鐵、維他命C、A、E及葉綠素等其他成分皆破壞殆盡，雖然兒茶素尚有功效，但缺乏整體的力量，效果不佳。諸君不妨試試，不管感冒前、中、後期來喝綠抹茶，則病很快就痊癒，但限於白天喝，注意綠抹茶不可與其他藥物一同服用。

綠抹茶是茶中之王，它保留了100%的營養素，調理全身的價值性最高（姜淑惠醫師將綠茶歸類為宇宙最高能量的悅性食物之一，而綠抹茶則比綠茶更高級），因其將水溶性與不溶性的物質皆喫下，具有「平衡」的複方作用，故不傷腸胃及刺激腦神經（不可喝連枝帶梗磨的綠抹茶）。

綠抹茶中含有多酚類、維生素C、B_1、B_2、菸鹼酸、其他胡蘿蔔素、維生素E等。其中多酚類的主要成分是兒茶素，具有抗癌、防癌的功用，而維生素C、E、β胡蘿蔔素均是抗氧化劑，能幫助清除人體的部分自由基，可預防老化及各種的慢性病（自由基的資料可參考第8章）。根據東京家政大學研究人員表示，每人每天只要食用6公克的綠抹茶（約為泡兩杯茶之量），即可補充每日健康所需維他命E的一半，及相當於20%的綜合維他命劑。

作者專欄

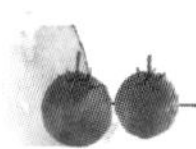

日本人以老鼠做實驗，發現喝綠茶的老鼠，牠們的腸、胃、皮膚長瘤的機會比喝水的老鼠少50%以上。美國有類似的報告，喝綠茶的老鼠比不喝綠茶的老鼠經由紫外線照射而引起的皮膚癌，其機率少五成以上。歐美、日本的研究發現，每天飲茶超過兩大杯的人不易罹患心臟病，已有心血管疾病者，每天適量飲用綠抹茶，有助改善心血管疾病。

3.4 綠抹茶的功效

綠抹茶的其他好處很多略為整理如下：

弱鹼性體質
強化胰島素
可抑制老化
降低罹癌率
提升免疫力
減輕體重
活化中樞
神經率
預防輻射
危害率
預防食物
中毒
抗氧化

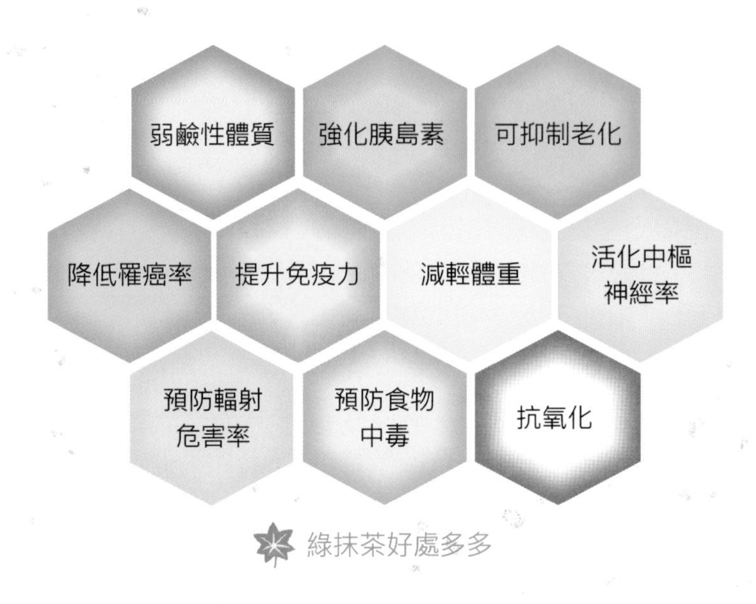

綠抹茶好處多多

1. 回復弱鹼性健康體質的效果。
2. 綠抹茶含有檸檬五倍量的優質維他命C，有益提升免疫力，增進身體抗病能力，故自古即有「茶是感冒藥」的說法，尤其是下午三至五點膀胱氣旺時喝茶，可透過尿液將細菌或病毒沖出，三點一刻最佳。
3. 運動後及工作疲倦時，綠抹茶成分將有效活化大腦中樞神經，強化身體機能，使大腦清新、增進工作效率及恢復體能，對於學生或考生不啻是兼顧短程及長程目標的飲料，它不會像一般的提神飲料顧此失彼，但最好也是下午喝，晚上才不會睡不著。
4. 綠抹茶中高量的兒茶素具有抗氧化、抗菌、抗病毒等作用，同時可抑制膽固醇上升、血糖上升，強化毛細血管壁韌性、利尿及整腸等各種生理活化作用。台大孫璐西教授研究室研究發現，長期飲用綠茶可以強化胰島素的作用，有助於對血糖的控制。

5. 綠抹茶多種成分可有效降低乳癌、皮膚癌、前列腺癌、肺癌、胃癌、肝癌、子宮頸癌等的罹患率，是最實用的防癌之道，例如，茶多酚進入人體後會與致癌物結合，使其分解，而抑制了癌細胞的生長。
6. 綠抹茶中的兒茶素能抑制老化元兇「過氧化脂質」的產生，其防止老化之效果是維他命E的20倍。
7. 綠抹茶不含熱量，兒茶素可抑制體內中性脂肪增加，其他成分亦有調節脂肪代謝，分解蛋白質與脂肪的作用，因此得以達到減輕體重的目的。根據2008年諾貝爾生理醫學獎得主楚爾郝森（Harald zur Hausen）博士的研究顯示：近半數的子宮頸癌患者其組織皆有人類乳突狀病毒（HPV）第十六型存在，此種病毒會使婦女產生子宮頸癌。國內長庚醫院曾進行過實驗，綠抹茶粉可抑制人類乳突狀病毒（HPV），成效非常好，日食3公克者，三個月後病毒從體內消失，因此不論男女都應該常喝綠抹茶。
8. 綠抹茶成分能抑制仙人掌桿菌及金黃色葡萄球菌的繁殖，尤其現在外食的人口大增，故於餐後（最好是一至兩小時後）來一杯有益健康的綠抹茶不但可去油解膩，更可預防食物中毒。
9. 綠抹茶成分能防止某些放射性物質對人體輻射的危害，故具抗輻射效果，故常喝綠抹茶有助於預防輻射的危害。

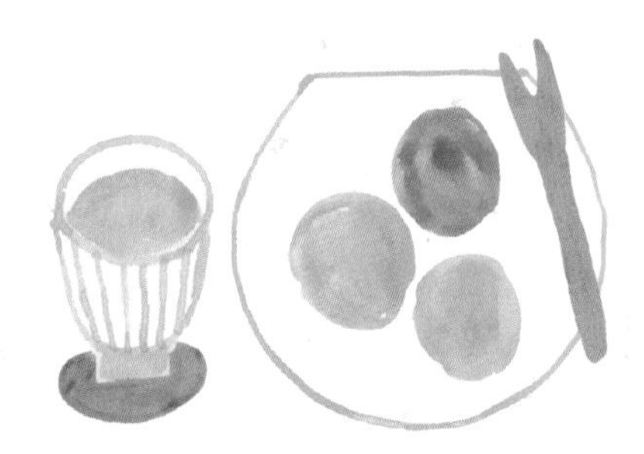

3.5 現代抹茶之沖泡方法

一般綠茶粉

將殺菁後之茶葉直接研磨成細粉，一般稱為茶粉，因連枝帶梗一起磨，粉末較粗，較像古法，但口味苦澀不佳，故宜配合優酪乳或養樂多食用。

高級綠抹茶

將講究的抹茶是採擷無農藥之高山茶兩葉一心之嫩葉為茶菁（絕對不可以使用枝梗，否則必定傷胃），在不破壞營養的條件下殺菁，再利用低溫研磨技術製成，口感佳，喉韻較好，粉末細膩，其沖泡方便快速，冷熱皆宜，較適合現代人求新求速的個性；亦可用竹筌來將抹茶與水、空氣混合發酵（此為「抹」字的意義，亦為抹葉為粉之意），因而香氣四溢，既古典又浪漫，如圖 3.2。

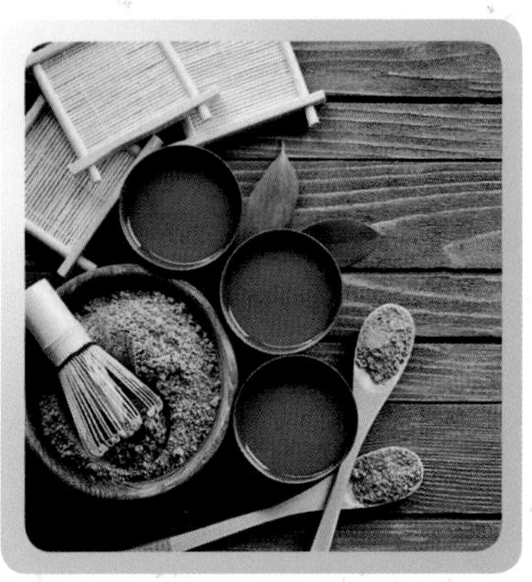

▲ 圖 3.2　抹茶

若是沒有竹筌，則可以將一茶匙（約 1 公克左右）的綠抹茶粉放入瓶子裡（需有封口），然後加一半的冷水（甚至冰水也可以，但搖完需等水溫回至較暖時再飲用）或熱水（不要超過攝氏 80℃，且瓶子需耐熱 100℃），然後充分搖晃，讓茶與水、空氣等一起發酵，不同的溫度所製成的茶飲，其香氣不同，端看個人喜好而定。若是喝冷的，加一些蜂蜜口感絕佳，中老年人最好喝純的且溫的茶。綠抹茶在與空氣混合時發酵，製作完畢要在一小時內盡快喝完，否則會變味。

作者專欄

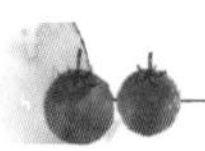

對於不喝老人茶的婦女及小孩，綠抹茶是一個很棒的選擇，夏天當冰飲喝（不要太冷，否則適得其反），清涼解渴又退肝火，冬天當熱飲喝（體質虛寒及肺不好的人最好熱飲），可偶爾加蜂蜜一起喝，也可做美食，配合茶凍、鬆餅、發糕等的製作，使家人一面享受美食同時又為健康加了分。

養生筆記

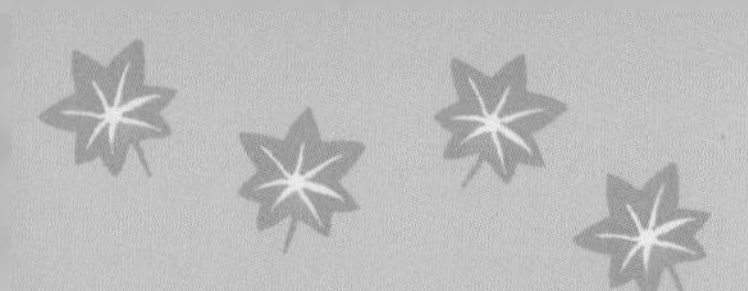

4 完美的營養食品：花粉及蜂王乳

由於現代人忙碌異常，就算實施「生機飲食」或一般飲食中，皆有營養不均的現象，因為實施的不是很徹底，或者環境不許可，多少會造成因缺乏某種營養成分而感體力不足或者仍有老化的現象，是故以下介紹幾種大自然賜與人類最珍貴的蜜蜂系列營養產品：蜂王乳、花粉，如圖 4.1 蜜蜂及圖 4.2 花粉，可以補充日常生活中的不足，讓你的體力充沛，精神飽滿，油於蜂蜜、蜂膠的好處大家耳熟能詳，故不在此贅述。

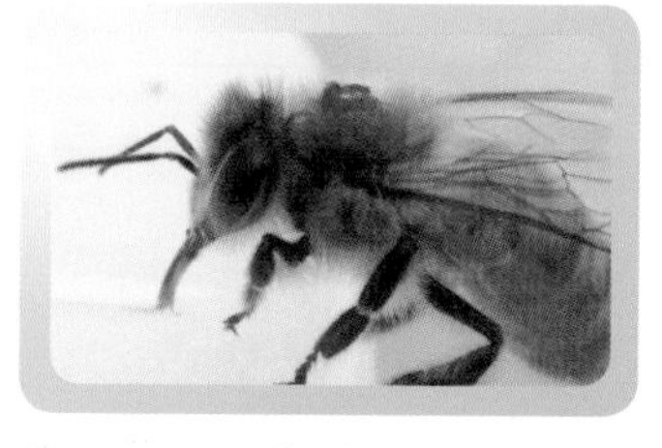

▲ 圖 4.1　對人類貢獻頗大的蜜蜂

蜂花粉因富含天然活性的維他命、蛋白質、胺基酸、礦物質、酵素及輔酵素而被食品界人士譽為「大自然界最完美的營養食品」，醫藥界亦推崇其為促進發育、防止血管疾病、糖尿病、肝炎及延年益壽之健康食品。

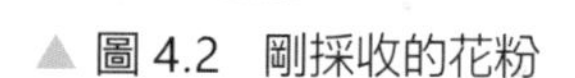

▲ 圖 4.2　剛採收的花粉

「蜂花粉」是天然食品中含營養素最齊備的食品，不管是長期生機飲食者、素食者、外食者最好多加補充。「蜂花粉」因為含豐富的營養素可補現代飲食的不足，純素者（完全不食蛋）一定要補充花粉並加蜂王乳，因花粉充沛的營養素可補素食之營養不足，但其缺少的B_{12}，B_{12}是對神經及造血功能非常重要的維他命，長期純素者（含生機飲食者）是最易缺乏的，而維他命B_{12}及人體必需胺基酸蜂王乳才有。

一般的植物中當歸具有維他命B_{12}，也難怪中醫視當歸為補血之物，或者也可少量食用含綠藻、螺旋藻、啤酒酵母粉的產品，因其也含有豐富的維他命B_{12}，有時亦可將當歸加黃耆、紅棗、蓮子等煮湯喝，不只補血也提升免疫力！

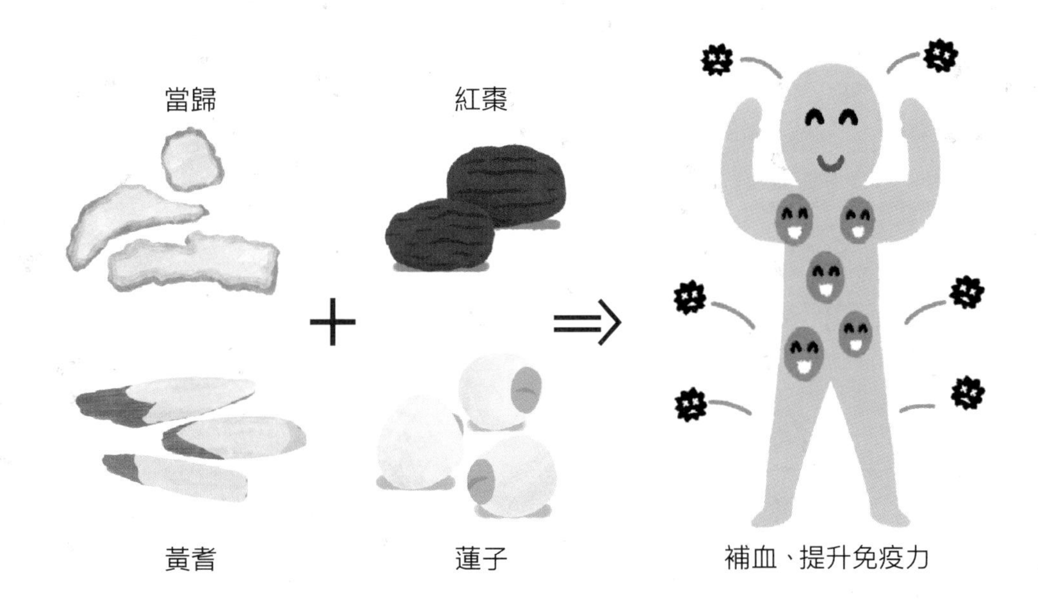

4.1 蜂花粉的成分

蜂花粉的成分相當豐富，對現代外食族而言，是一個非常好的營養補充劑，其營養成分整理如下：

1. 蜂花粉的蛋白質占20至25%，是一種綜合胺基酸根基，易被人體所吸收。
2. 核酸類及植物油、亞麻仁油酸、棕櫚脂酸、磷脂酸等。
3. 維他命共分析出16種，A、B_1、B_2、B_5、B_6、C及E等大量存在。
4. 礦物質分析15種，以鉀、鎂、錳、矽、碘、鈣、鐵、銅、鋅、鉬等量較多。
5. 酵素及輔酵素。
6. 含有促進性腺激素（Goradotropic Hormone）與大腦垂體素（Pituitary）相似的機能促進劑，所以有助青少年的發育。

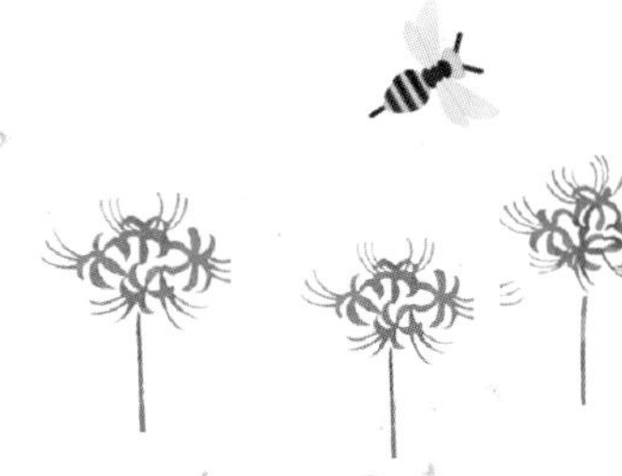
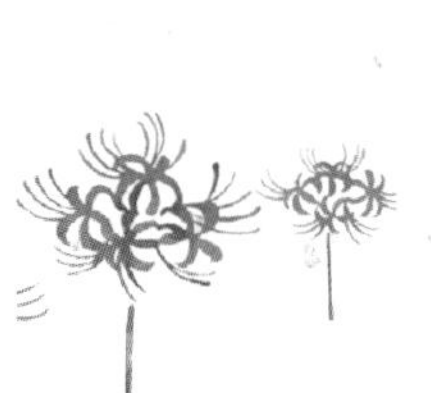
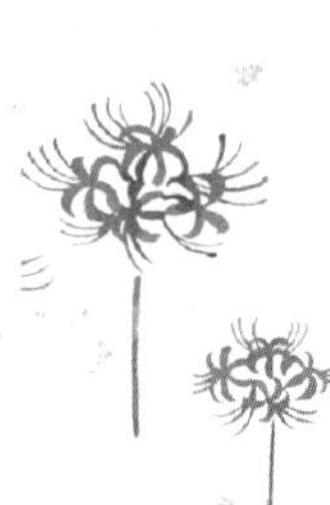
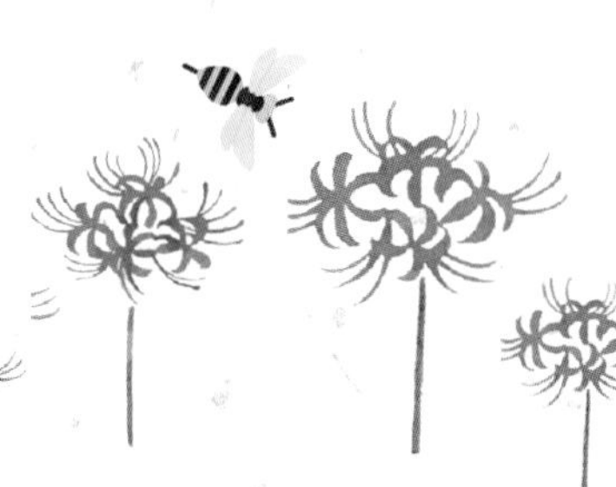

4.2 蜂花粉的功效

對於現代忙碌的人，適量吃點花粉可以開脾胃、補足不夠的營養，才能面對挑戰，是現代人日常必須食用的天然營養品！

促進新生組織、強化骨骼機能

世界聞名的化學暨淋巴學博士塞繆爾•韋斯特（C.Samuel West）認為地球上最理想的營養補助食品當屬蜂花粉，因它含天然維他命、礦物質、胺基酸，蜂花粉中並含足夠供應幼童在體格發育上所要的營養分，能強化兒童的骨骼機能，增加體長高度，供應腦細胞的新生組織能力，增加智商，同時常吃蜂花粉可促進青春期間之男女性腺分泌正常，順利地脫胎換骨，長大成人。

肌膚光澤有彈性、頭髮亮麗柔細

在美容方面，蜂花粉具有多項神奇效果，瑞典皮膚專家拉爾斯•埃里克•埃森博士（Lars Erik Essen）在一項報告中指出，蜂花粉中含有高度濃縮的核酸R.N.A.和D.N.A.，以及高量的胺基酸（Amino Acid）及天然的維他命，能強化肝臟解毒功能，使人體肌膚自然飽滿，有光澤、彈性、粉刺也可消除。另外蜂花粉中含有路丁香酸（Rutin），能使體內毛細血管發揮正常作用，使人皮膚白細、臉色紅潤，且含有大量的維他命B群及A.D.E.輔酵素及電解質，使人體產生正常的色素因子，讓男、女擁有自然亮麗柔細的頭髮。

延年益壽、增加活力

1975年科學家佩特羅維奇•喬里奇博士（Naum Petronic Joirich）提出報告，蜂花粉中含有對生命必需的重要成分的天然食品。根據分析，蜂花粉中含有16種維他命，15種礦物質，酵素及18種輔酵素及28種核酸，每一粒蜂花粉就是一種濃縮的天然維他命元素，常吃能延遲衰老，為延年益壽增加活力的「神仙食品」，另花粉中含大量維他命B_6及低蛋胺酸，中老年人常吃可防止心臟病、糖尿病及攝護腺炎等成人病的發生。前美國總統雷根先生就是花粉的長期愛用者，是故其雖受過槍傷仍老當益壯。

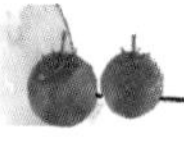

作者專欄

筆者全家已長期服食花粉二十年以上，兩個女兒在幼兒期曾胃口不好，但服食花粉一段時間後，胃口正常且皮膚漂亮，因此花粉漸漸成為我們日常生活中必備的營養補助品。

二十多年前，筆者從吃肉邊菜而決定全素時，母親基於愛護子女的心態，深怕我營養不良，拒絕為我準備素食，她說：「素菜，只有青菜及豆腐，要吃不吃隨你！」，母親真的只準備了兩盤菜，一是青菜（未調味），二是豆腐。我當時工作地點離家很近，幾乎三餐都回家吃，就這樣吃了整整一個月的青菜、豆腐，由於我是工作狂，每天工作十四小時以上，剛吃一個禮拜後，頭昏目眩，四肢無力，母親問我還要不要吃，我肯定地說「是」，靈機一動，每餐飯後我馬上補充大量的花粉，就這樣一個月下來不但沒有憔悴不堪，還臉色紅潤，神采奕奕呢！

母親見我意志堅定，就為我分鍋煮菜，她事後告訴我說：「我是考考你，看看沒鹹沒味的青菜、豆腐你能撐多久，沒想到你能吃一個月！」真是多虧花粉的幫助，不然我早就投降了。

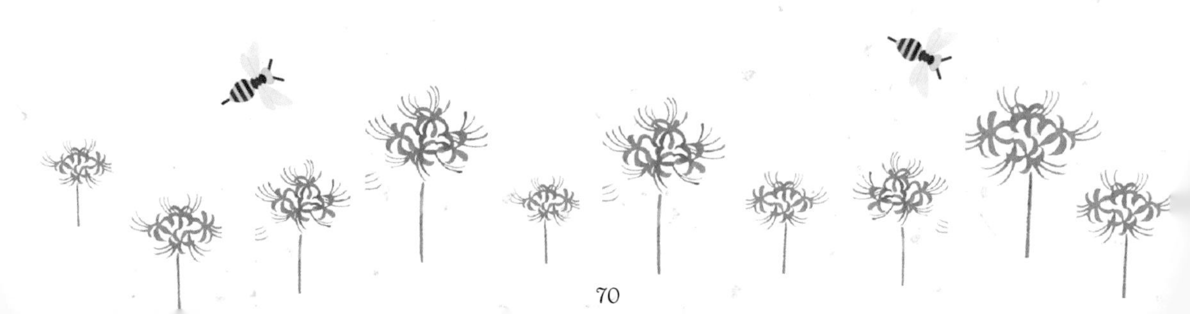

4.3 蜂王乳的主要成分

中外食品、醫學、生化、美容專家均讚譽蜂王乳為帝王食品。蜂王乳是工蜂採食花粉及花蜜後，經咽頭腺精製轉化濃縮再分泌出來的乳狀物質；女王蜂一生即食用此分泌物，體形遂能發育為工蜂的2倍，生命為工蜂的40倍，又能日產千卵且能迅速恢復其體力，科學家稱這種分泌物為蜂王漿（Royal Jelly）。蜂王乳的主要成分彙整如下：

一般成分

蜂王乳含水分最多達65至70%，蛋白質15%，醣類9至18%，及5%脂肪，1%礦物質及多量維生素。

胺基酸

人體如果缺乏胺基酸則無法形成蛋白質；有些胺基酸在體內不能生成，必需自食物中攝取的稱之為必需胺基酸。蜂王乳中含有8種人體必需胺基酸，加上其他胺基酸共有23種之多，此可彌補素食者必需胺基酸的不足。尤其長期茹素者一定要適量補充人體必需胺基酸，否則肌肉會鬆垮無力。

維生素類

蜂王乳中含有豐富的維生素。人體內最易缺乏的維生素類在蜂王乳中都齊全，尤其在一般植物中不易有的B_{12}。乙醯膽鹼在蜂王乳中為所有天然食物含量最多者，且乙醯膽鹼為神經傳導的重要物質，對於老年人神經的衰退具有很好的預防及治療功效。

礦物質

加工食品和植物蔬菜類中的礦物質容易被破壞，是食物中最容易缺乏者。礦物質在蜂王乳中含量很多，可補充一般食物中的不足。

特殊物質

蜂王乳中特別惹人注目的成分是10-烴基-10-碳烯酸（10-Hydrodecenoic acid），是一種脂肪酸；占蜂王乳脂肪的大部分，為蜂王乳酸辣味道的來源，其殺菌力強，頗為醫界所重視。喉嚨感染時可含一口原漿在喉嚨，除易於舌下吸收外，並可殺菌，或可再配合蜂膠食之，則感冒會較快痊癒，咳嗽較快好。

具活性的神秘物質（R物質）

除上述成分外，蜂王乳奧祕的主要關鍵物質（R物質）是經過許多學者研究分析獲得的特殊物質，其能使老化細胞活化，促進新陳代謝作用，可延年益壽，亦有返老還童的效果。

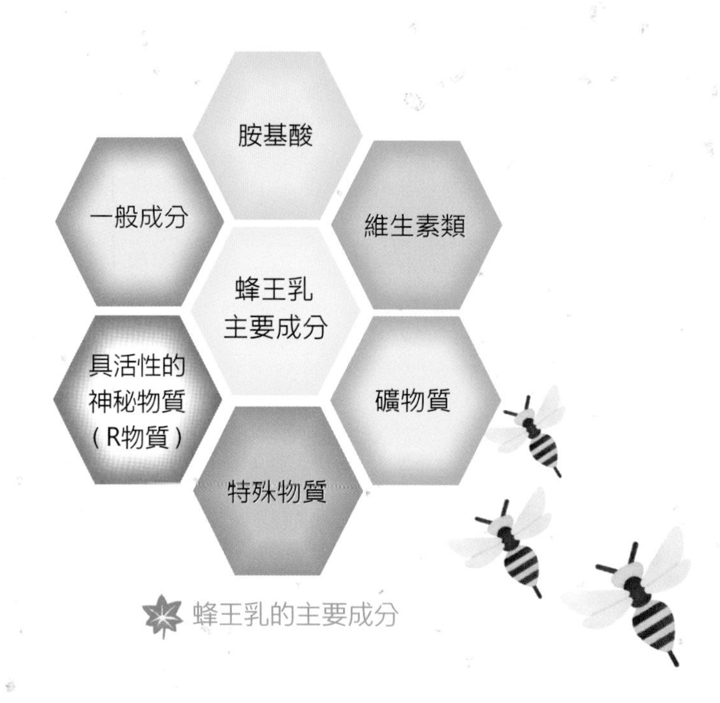

蜂王乳的主要成分

4.4 蜂王乳的保健功效

蜂王乳也稱蜂王漿，蜂王乳富含多種人體有益物質，如維生素、必需胺基酸、抗氧化、抗發炎與抗菌等功效，長久以來一直為滋補佳品。對於老年人的神經衰退具有很好的預防及調理功效。

營養美容

蜂王乳中的活性蛋白質可消除肝臟工作的疲勞，加強肝臟解毒功能，肝臟正常則人體肌膚自然飽滿有光澤。因醣類含量極少且不含澱粉質，多吃亦不增胖，既能增進身心健康且永保身材均勻。

預防癌症

10-烴基-10-碳烯酸殺菌力強，亦有抗癌作用。日本等各國醫學文獻中對於放射線治療患者延長生命及配合化學療法服用蜂王乳效果良好等有許多報告發表。

防止老化

根據研究指出，蜂王乳內之激素能供給間腦及下視丘來增強活力，可以恢復正常生理機能。還有R物質可活化細胞，因此蜂王乳被認為有防止老化，返老還童的功能。減少經前症候群及更年期不適，但最好配合樟芝、靈芝使用，若確定子宮有肌瘤或卵巢有囊腫則停止服用。

增強體力、充沛精力、性機能旺盛

其可預防更年期障礙及調整內分泌失調，防止老化，促進新陳代謝，活化生機，且可維持皮膚光滑細嫩，很適合婦女食用的天然保養品。但若體內毒素太多，最好配合排毒的食物，如樟芝、靈芝、精力湯、麥苗汁等效果才好，尤其是子宮長肌瘤的婦女，先吃（或一併吃）三級機能性食品，如靈芝、樟芝等一陣子改善後才可服用蜂王乳，否則肌瘤會增長。蜂王乳對高低血壓、糖尿病、胃腸病、氣喘等均有間接改善功效。若是不能接受原漿味道的人，可改服凍晶的產品，其既方便又保留了蜂王乳的營養。

由於國人一向有偏食的習慣（最好五顏六色的食物皆吃，不要挑食），腸胃系統在長期營養不均的情形下，腸道菌相也會不平衡。對忙碌的現代人，常常無法補充到百分百的生機飲食的營養，因此特別推薦以上的營養補助品，與三級機能性食品搭配，在使用一段時間後，菌相會自動改變為較健康的型態；若是腸胃系統疾病嚴重的人，可先服含良菌的乳酸菌產品或優酪乳，直接給與腸隙道益菌，改變菌相或者服用多種蔬果製成的酵素來改變腸內的菌相。至於要從肉食轉成半素食或全生機素食，最好是逐漸地為之較妥，因為體內的菌相才有充分的時間慢慢轉成可以適應的狀態，若貿然劇烈改變飲食型態，會有不適應的情形出現。

作者專欄

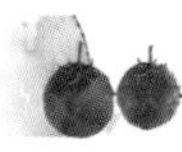

記得民國八十年初去谷關旅遊，於途中巧遇一養蜂人家，在兩夫婦的熱心招待及解說下，對蜜蜂的產物有了粗淺的認識，尤其本人從小氣管就不是很好，雖然練國術後有改善，但仍覺得不夠強健，在服用過蜂王乳一、兩個月以後，感覺好多了。二十多年來在幫助朋友改善身體的過程中，遇有貧血或內分泌失調、營養不足、氣管不好的人，都會介紹他們服用蜂王乳，效果非常好。

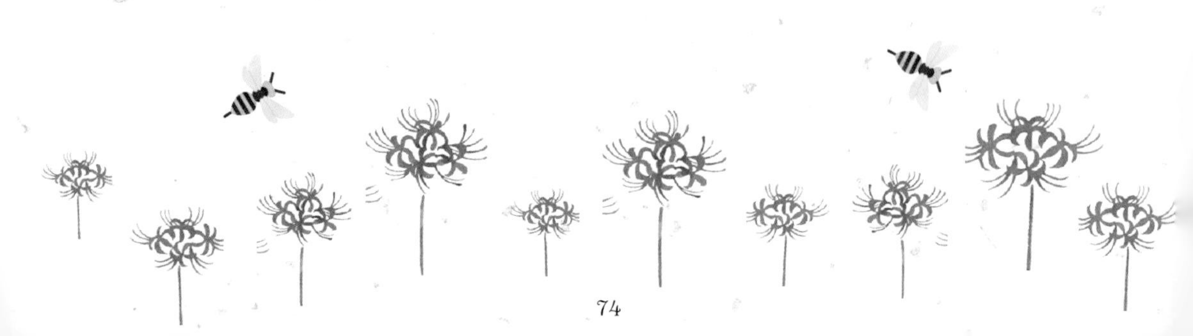

養生筆記

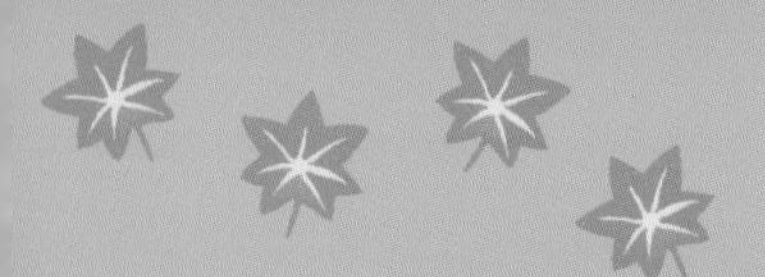

5 小兵立大功：酵素

我們現在所處的環境，已經不如二、三十年前的乾淨了，空氣、水、食品及土地的污染，加上常熬夜而損害肝臟，已使得身體的酵素嚴重不足。

以工商社會的飲食環境，要達到均衡飲食的境界，實在不容易，因此每一個人多多少少都缺乏某些酵素，應該要適量補充酵素，最好是種類愈多愈好，或者交替輪流食用不同製造商生產的優良產品。

酵素非常微小，用一般的光學顯微鏡是無法看到酵素，只有用電子顯微鏡才可以看得到，但其扮演催化的角色卻是不容忽視。酵素至少可增加反應速度一百萬倍（106倍）以上。

例如，加幾公克的澱粉酵素在1,000公斤的澱粉裡，幾分鐘內便能把它分解為麥芽糖，而澱粉酵素在我們的唾液裡，因此要細嚼慢嚥，才能夠消化良好，如果狼吞虎嚥的話，往往造成胃疾，我的學生們不少是這樣的情形造成胃病。

5.1 酵素的專一性

我們身體內的化學作用有些不能自己進行反應，或進行得很慢，無法符合生理的需求，必須借助酵素的催化才能加快反應的進行，這就是酵素的功能，它是生化反應的催化劑，又叫做生化反應的觸媒。例如，汽車加入特製的汽油精，燃燒會更完全，馬力更強，這個汽油精就是汽油的「酵素」，具有催化作用加速化學反應。而大自然非常地奧妙，各種生物為求生存，會有不同的酵素，例如，螞蟻身體有一種可以分解木頭的酵素以分解木頭取得營養；靈芝或樟芝的真菌可以分解木頭轉成有益人體的成分，其中也不乏特定的酵素，而我們人類就不能直接啃食木頭來過活。

人體是一個複雜的生化工廠，有多少種生化反應在體內進行，就需要相同種類的特定酵素。例如，口水中的澱粉酶可將澱粉轉換成麥芽糖、膽汁將脂肪乳化使脂肪易於轉換成脂肪酸及甘油，都是化學反應。體內營養的消化、吸收、氧化、水解等過程都是很複雜的生化反應，其他如呼吸、血壓的調整、心臟的跳動、肌肉的收縮鬆弛、神經傳達、酸鹼度的調整、體溫、傷口的止血及止痛、細菌、病毒的消滅、舊細胞的分解、炎症的消除，乃至於心理壓力的舒解……等無數身體活動，也都是透過生化反應來達成。

微生物有一千多個生化反應，更高級的生物生化反應更複雜，我們成人體內約有60兆左右的細胞，而腸道約有200兆的細菌，簡直就是一個超級生化工廠！目前所知，人體就有三千多個生化反應，因此要有好的體力，將身體的細胞及細菌養好，就要依照下列幾個重點：

非常均衡的營養

要吃各種顏色、各種不同種類的食物，在現代這個社會的生活型態，誠屬不易，例如，吃素的人常常會有貧血（缺B_{12}）或是必需胺基酸不足的現象，需適量補充維他命群、綠藻、螺旋藻、花粉、當歸等；然而吃葷的人未必能完全均衡，也要確實注意營養的完整。

正確的進食

餐後不立即飲茶，或喝太多飲料或湯，餐前喝湯比餐後佳，當然也不可喝大量的湯再進食。喝湯後稍待片刻，慢慢吃主食，要充分咀嚼後再嚥下，若是吃太快，食物分解不完整，會加重腸胃負擔。若是吃大餐，首先進食的是沙拉水果，之後略為休息一下，開始喝湯，然後再吃主食，吃大餐最好在中午吃，因為晚上消化系統的功能下降，不宜吃太多東西。

增加吸收率

適量的使用酵素以增加吸收率，則吃入的食物就不用那麼多，不只體外環保，更是體內環保，酵素只是扮演催化作用，因此量不用多。

提高細胞的能力

增加三磷酸腺苷（ATP），亦即將細胞內的電池充電。以鐵質的吸收為例，如下圖5.1所示，當進食的營養足夠時可以彌補每日的耗損或更新，但是如果自己的吸收率低，則會不足；若是自己的細胞能力好，可以提高老細胞回收利用率，此時要吃的食物就不用很多。提升細胞能力的方法很多，例如，依照生理時鐘過生活，正確運動，照特定波長的光線（如低能量雷射針灸），適量照射交流磁場，食用三級機能性食品等。

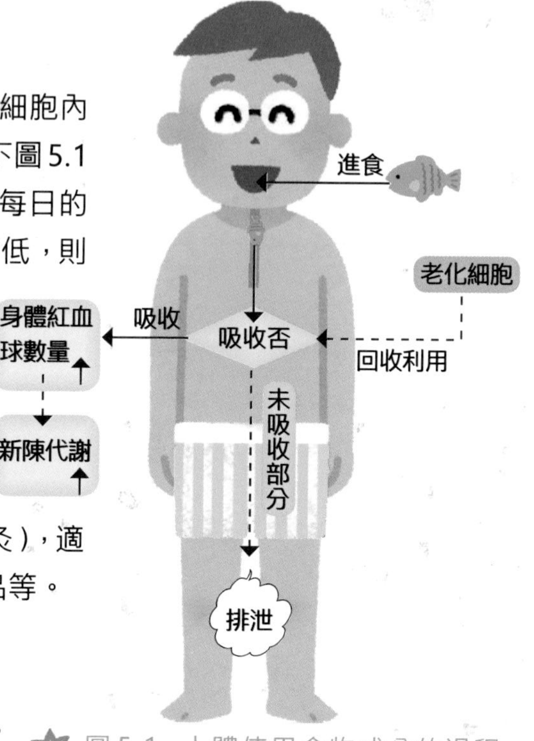

圖5.1　人體使用食物成分的過程（以鐵質的吸收為例）

正確的生活作息

也就是規律地生活，且不熬夜。我曾進行的研究發現：長期熬夜的人，其早上的右手關脈（與脾胃有關的脈象）振幅是一天中最小的，隨著中午、晚上而逐漸變大；不熬夜的人就沒這個現象。另外的研究也發現熬夜者普遍交感神經偏亢奮，而消化時需要副交感神經亢奮，因此熬夜的人除了傷肝、膽外，亦影響脾胃的消化與吸收，故熬夜的人大多數是消化系統效率較低的，故要吃進較多的食物，才足以應付每日所需的營養，也正因為吃進太多的食物，體內的毒物又增高，無疑是雪上加霜，造成惡性循環。「熬夜」，正是臺灣大學生素質下降的主因之一！

5.2 酵素的組成

酵素是一種蛋白質，所有的酵素都有其特定的結構，與一般的蛋白質不同，每一種酵素，只催化一種特定的生化反應，此為酵素的專一性，例如，木瓜酵素會將大分子的蛋白質分解成小分子的胜肽，這也是市售的木瓜牛奶要現做現喝的原因，一旦久放，就會有胜肽的苦味了。

花粉中的許多成分也就是酵素，酵素怕高溫，故食用花粉要購買低溫冷凍乾燥的，而不是熱風風乾的。一般酵素可分為下列兩類型態：

純蛋白質型的酵素

完全是由蛋白質所構成，大部分的加水分解酵素屬於此類，例如，消化酵素。

複合蛋白質型酵素

酵素＝蛋白質＋輔酵素或活化性因子或補助因子。單獨的蛋白質及單獨的輔酵素或活性因子或補助因子都沒有催化作用，必須蛋白質結合輔酵素或活性因子或補助因子才有催化作用。氧化還原酵素及轉移酵素都屬於此類。一般的營養專家都強調礦物質、維生素的重要，必須多多攝取。酵素既然含有礦物質及維生素，所以服用綜合酵素或生食是補充礦物質與維生素最好的方式，尤其是植物裡含天然的礦物質、維生素。

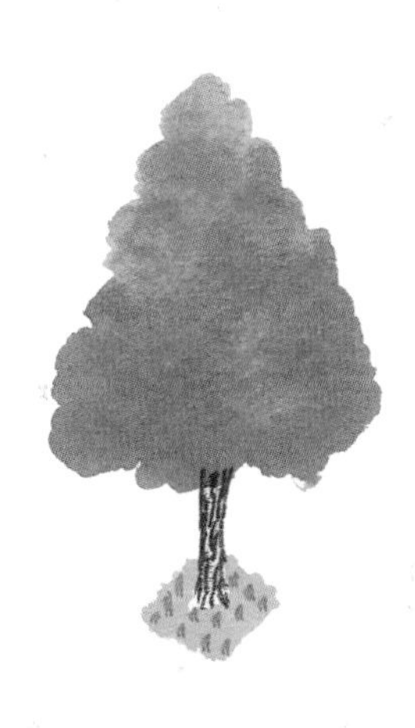

5.3 酵素的六大功能

酵素雖然不是能量的主要供給者，但它具有啟動且加速整個生化反應的功效，故小兵可以立大功，每天吃或喝一點，有下列的好處：

淨化血液
細胞賦活
改善體質
酵素的
六大功能
分 解
抗炎殺菌
增強免疫

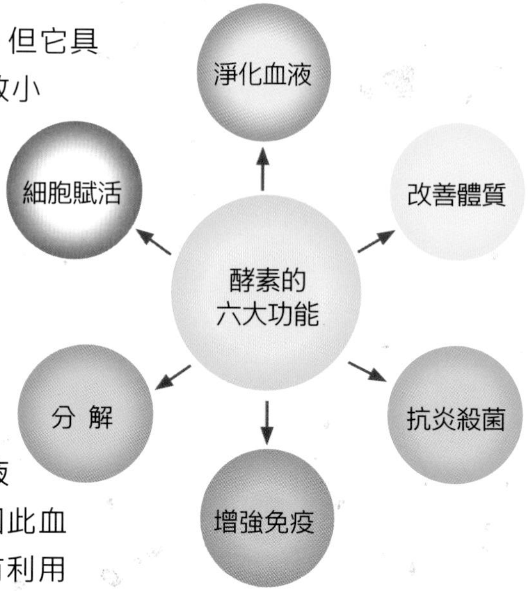

圖 5.2　酵素的六大功能

淨化血液

酵素可以將廢物分解成無毒的成分，再透過血液運送至肺、腎、皮膚等器官排出體外，如果毒物無法排除乾淨，將回流至身體各器官，造成血液循環不良進而毒化器官，使人生病，因此血液若健康，身體自然就健康，市面上有利用一滴血檢測身體狀態的儀器即是依此原理。

改善體質

常常食用酵素會因為其本身的活性因子金屬離子較多，而使身體成為鹼性（pH7.35至7.45）。目前市面上的酵素則大部分從各式蔬果萃取而來，故酵素是鹼性食物，再配合日常均衡飲食才是養生之道。

抗炎殺菌作用

酵素為什麼能消炎殺菌，其原因是含有很豐富的「溶菌酵素」。無論人類、動物、微生物、植物都會分泌一種溶菌酵素，把細菌壁溶解，使細菌無法生存，發炎症狀自然會消失，例如，人體的嗜中性白血球所以能夠消化和破壞外來的蛋白質、壞死細胞、細菌等，就是因為它含有溶菌酵素的緣故。就像很多植物一樣，生長在適宜的環境，其抗病及抗菌的能力都很好，是因為本身就有抗菌的能力。

分解作用

酵素能協助分解細菌、病毒、血管內膽固醇、細胞內過氧化脂質及大小腸裡的宿便，使身體恢復正常狀況，有便秘的人只要適量喝一些酵素，很快就能排除大便，淨化腸道。

增強免疫作用

酵素除了增加嗜中性白血球及單球白血球吞噬細菌及病毒功能，也能強化淋巴球的免疫力，因此對提升免疫力也有幫助。就中醫的眼光來看，大腸與肺互為表裡，大腸乾淨則肺部功能就會好。

細胞賦活作用

酵素有促進細胞新陳代謝的作用，並加強受傷細胞的修補及再生作用，因而可讓人產生體力，就可提升現代人的工作效率。

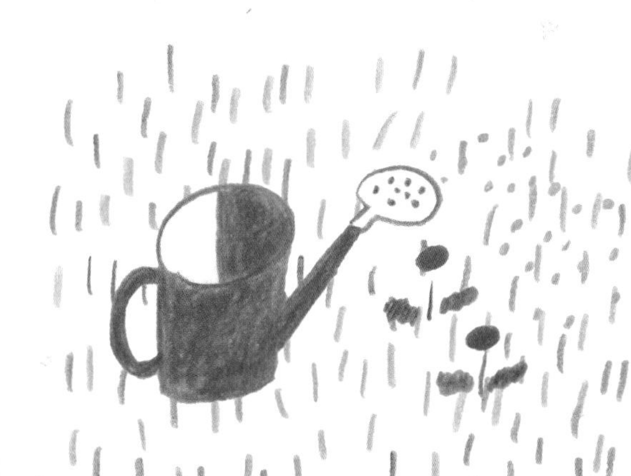

5.4 補充酵素對抗癌細胞

酵素不是對症的藥物，不可能服用下去就可治癒某種疾病，它只是在身體內扮演一個觸媒的角色。先是從幫助消化系統開始，再增加消化的完整性與及時性，讓身體的機能逐漸正常，並逐漸增強體力，而全身所有的疾病才會逐漸減輕或消失。

現在營養專家都強調吃愈多種食物愈好，故有七色論或五色論，亦即每餐至少吃七種不同顏色的食物，現在更有蔬果五七九的比例，但蔬果植物都有季節性，像梅子的產季為四月產期約一個月而已，枇杷則為三至四月，蘋果為十至十二月，每一季大概只有二十多種蔬果，即使全部都攝取，每天也只有二十多種而已，對大多數人來說是不可能吃這麼多種蔬果的，如果服用植物綜合酵素則是最好的營養補充方式。坊間的酵素種類繁多，或可輪流服用，達到最均勻化的攝食。

郗磊峰於《生物醫學神效》一書中提到：癌症患者缺乏兩種營養素：消化蛋白質的胰酵素（pancreatic enzymes）和維生素B_{17}。維生素B_{17}可由芽菜類、杏仁、堅果類…等取得。這也是癌症患者需多生吃芽菜或精力湯的緣故。胰酵素含有「胰蛋白酵素」（trypsin）和「凝乳酪胰蛋白酵素」（chymotrypsin），可以溶解癌細胞的蛋白質外膜，以利白血球的攻擊吞噬作用以及B_{17}和其他營養素的滲透和攻擊作用。

天然食物中均含有酵素，但是食物加熱至攝氏53℃時，酵素即全部被破壞，因此我們應當生食植物源蛋白質，以保存胰臟中的酵素。兩種良好的食物是鳳梨和木瓜，前者含有天然消化酵素「鳳梨酵素」（bromelain），後者含有「木瓜酵素」（papain），兩者皆為低蛋白質的食物，不會加重胰臟負擔，亦可食用含有鳳梨和木瓜的釀造酵素。

另外，根據最新的研究顯示：癌細胞喜歡糖，如果大幅減少碳水化合物的攝取，阻斷癌細胞的營養來源，則癌細胞的生長就會受到抑制，亦即「生酮飲食」！既減少了提供癌細胞的初級營養，再佐以可以消滅它的三級營養，則抗癌的效果必能大大地提升。

5.5 其他飲食養生法

我們每一年吃入的食物不少，相對地就會有許多廢物產生，容易堵住相關的管路，就如同冷氣機一樣，每月最好清洗濾網一次，以保持空氣乾淨及提升空調效率，因此每年至少要做一次身體的解毒過濾器的保養，主要是養肝、排膽結石、清輸尿管及腎臟。方法介紹如下：

保肝法

於春末至秋初每一至二週至少一次，以100公克的石蓮花(也可喝小麥草汁)，加入少量蜂蜜後食用，亦可打成汁飲用，亦可加入蘋果及葡萄乾，口感不錯，由於其性寒，最好於午後二至三點服用，虛寒體質者不宜每天吃。主要入肝腎二經，有平肝、涼血功效，故可治肝病、肝硬化、高血壓，已有研究顯示其100公克可抽出2公克抗肝癌的成分，石蓮花兼具觀賞及服用的價值，可在自家陽台種植。

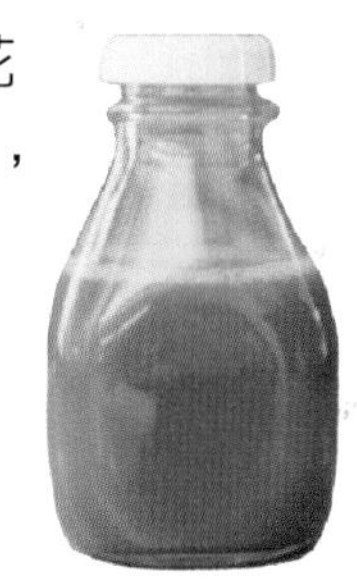

▲ 圖 5.3　小麥草汁

排膽結石

在臺灣膽結石是一種常見的疾病，因為大家都吃太油且口味過重，又習慣性熬夜而傷膽。大約到三十歲左右的人，多少都有些膽結石，若不注意，容易使膽結石情況惡化，以至必須切除膽囊。為了避免日後發生這種情況，除了平日飲食盡量清淡、多吃水果(尤其是蘋果)、適量喝水外，也可在一段時間進行膽結石食療法，排出多餘的結石。可以參考雷久南博士[3]提供的方法。另外，檸檬切片泡水喝也有益疏通膽囊，可以適量飲用。

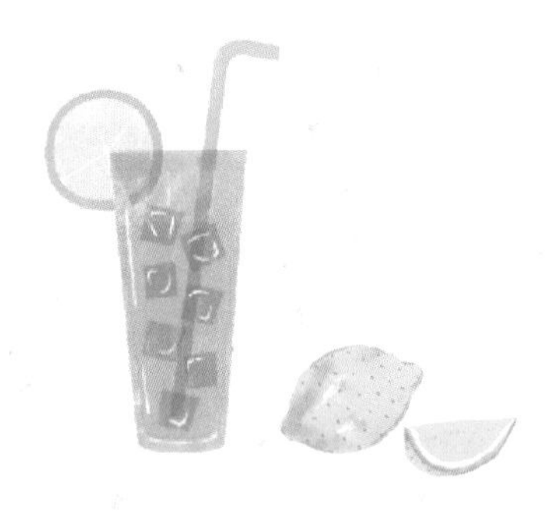

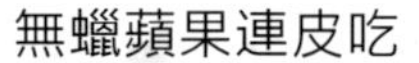

作者專欄

無蠟蘋果連皮吃

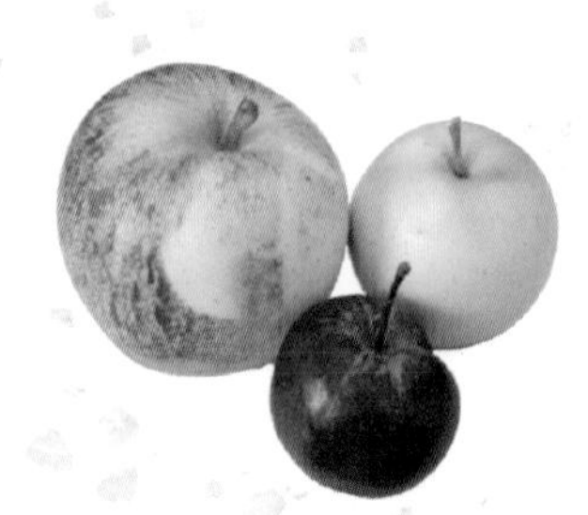

▲ 圖 5.4　臺灣梨山生產的蘋果

我的能量研究小組針對蘋果做過能量探測，遠洋來的蘋果（有蠟的），其能量不高，有的甚至是負能量，而臺灣本土依照自然農法（或有機）栽培的蘋果則能量很高，臨國日本運來無蠟的蘋果能量也高。高山的蘋果以十至十二月為產季，如圖 5.4，平地的蘋果於三月開花，六七月就可採收，如圖 5.5 及圖 5.6-a,b,c 分別為美麗的蘋果花及我自己種的蘋果。當令所產的最好，一定要連皮吃，一日可吃二至三顆，亦有助於膽囊的維護。每到蘋果的生產旺季，我就會購入大量的新鮮乾淨的無蠟蘋果，一天可吃二至三顆，也是另一種保養膽囊的方法。蘋果含槲皮素（Quercetin），經老鼠實驗顯示其可減輕壓力，有助於提升免疫力。

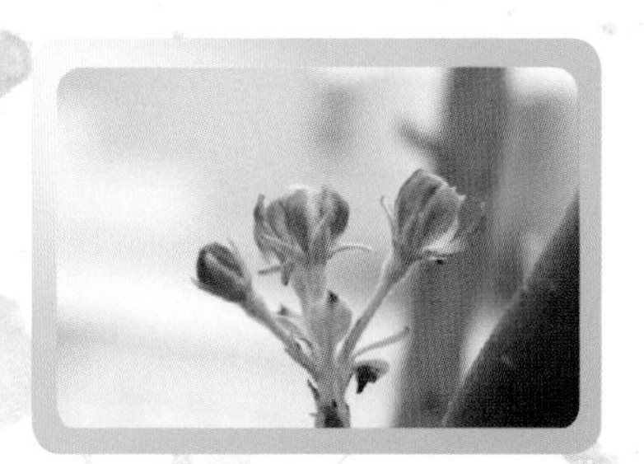

▲ 圖 5.5　美麗的蘋果花

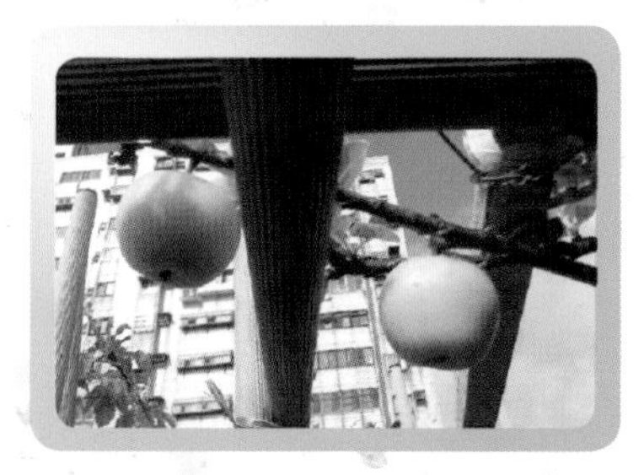

▲ 圖 5.6a　自己種的蘋果

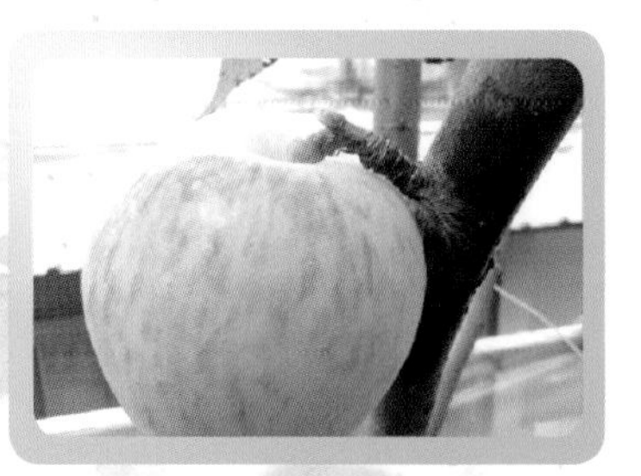

▲ 圖 5.6b　自己種的蘋果

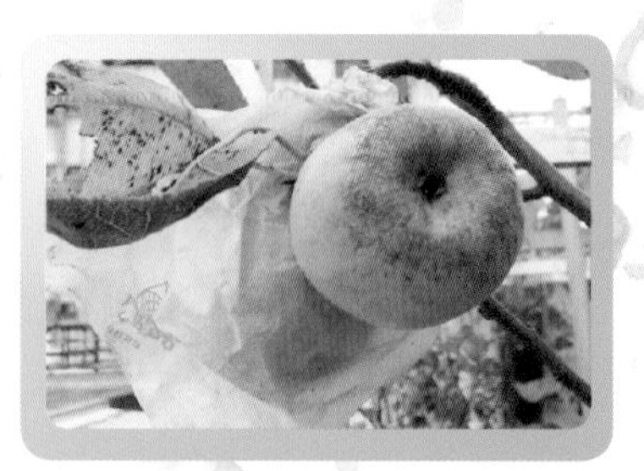

▲ 圖 5.6c　自己種的蘋果

養生筆記

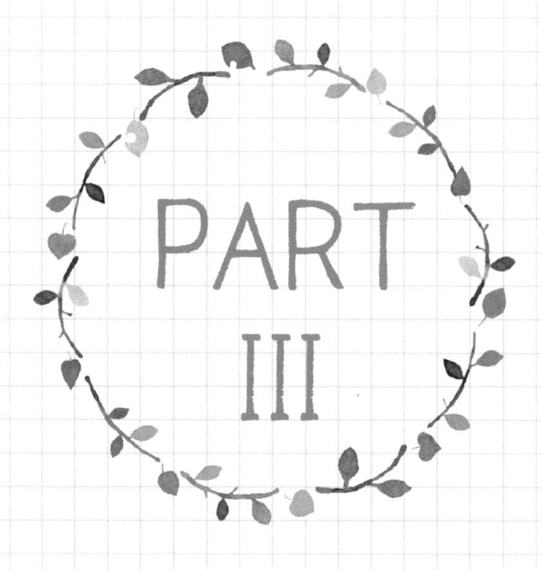
PART
III

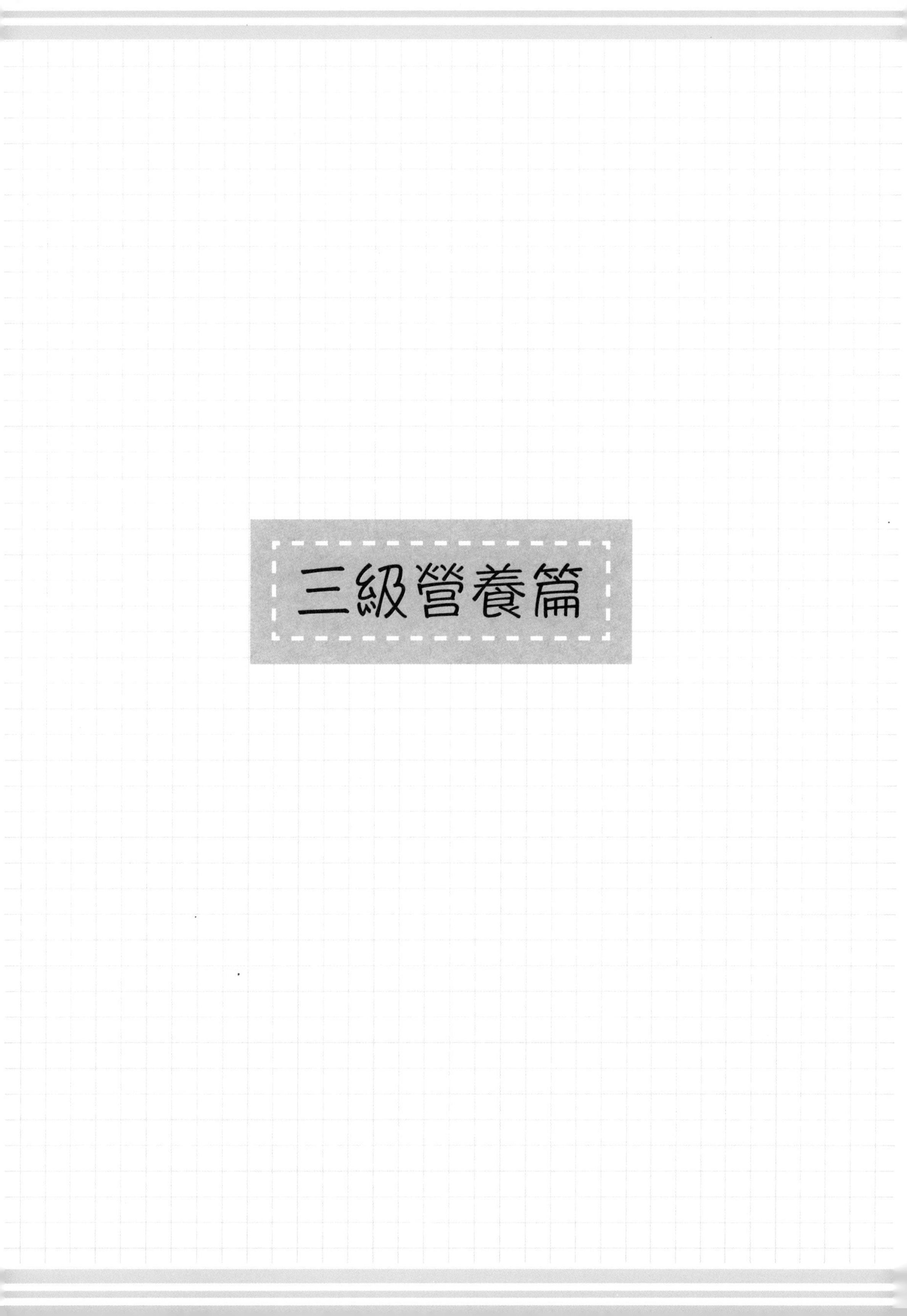

三級營養篇

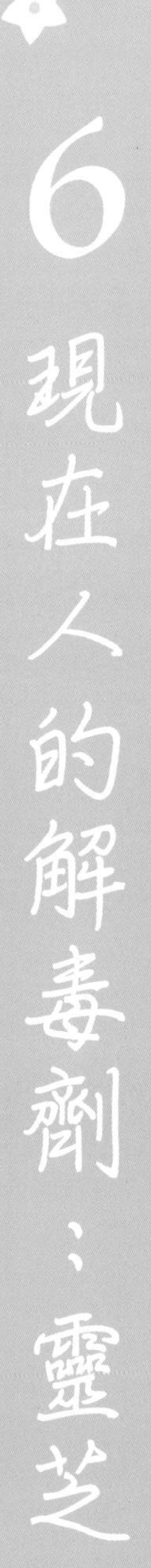

6 現在人的解毒劑：靈芝

現代人治病都講求「症狀解」而非「根本解」，講的是片面的、部分的，可謂「頭痛醫頭、腳痛醫腳」。不像靈芝，講究的是全面性、整體性的解，不特定哪個器官，對身體機能有正常化的功能。現代人不是體內毒物太高，就是缺乏足夠的營養素以完成細胞生存、活動之所需，而已經被毒物所淹沒的細胞，也沒有太多的活力，要忙碌的現代人早起運動，或者飲食清淡，都是很難的事。

因此靈芝及樟芝就是現代人的解毒劑，只要認真吃過一段時間後，體內毒物降低時，自然會有體力，可早起運動、讀書、工作等，對於肉類的渴望也會下降，否則要習慣肉食的人改吃素，實在難如登天，可是靈芝及樟芝就有辦法，只要耐著性子，認真服用半年以上，體內毒物下降，自然可以接受健康的蔬食，否則「吃素、環保、救地球！」只是一句口號而已，能夠身體力行的人，畢竟還是少數，尤其是要改變其長久以來的飲食習慣，難如登天。

6.1 靈芝的歷史背景及種類

靈芝的歷史背景

自古以來靈芝即是長生不老且吉祥之象徵，不但皇帝視為珍寶，就連古代俠客得到重病要起死回生都靠它，故歷代以來受珍重的程度，不可言喻，也由於取得不易數量有限，得到者皆視為仙丹妙藥，不肯輕易示人。

近代因生物菌類學、光學、農業技術等科技的發達而可大量栽培後，靈芝反而在民眾心中的地位下降了，再加上很多民眾因曾大量服食濃縮成分不足的靈芝，或者對其認識不足，以為只要服食一、兩個月就可對其一、二十年的病症完全改善，而對其灰心，甚至於排斥，真是可惜。無論大家對靈芝的看法如何，皆不損其珍貴「藥王之王」的地位，而且它能在寶島臺灣大量栽培成功實是我們最大的福氣。

靈芝的種類

根據全球靈芝分類學家所作的研究，靈芝至少有200種以上（靈芝真菌的分類愈來愈進步，陸陸續續所發現的品系應該更多），其分類的依據是它特有的單孢子的形態，可藉著四百倍以上的光學顯微鏡來觀察（若要更清楚可以用電子顯微鏡來觀察），在臺灣最常見的約有十種，而做過最完整的毒性試驗有三種：G.lucidum，G.tsugae，G.capense，因為靈芝已能人工栽培或液體培養，有足夠的原料進行大規模的毒性實驗，至於野外採集的天然靈芝則其毒性及安全性的評估尚不清楚。

詳細有關靈芝分類學的研究，請參考臺灣大學生化科技學系許瑞祥教授的相關著作[4]，其曾進行靈芝菌株分類，證實臺灣普遍栽培種植的赤芝分為靈芝（Ganoderma lucidum）（圖6.1）與松杉靈芝（Ganoderma tsugae）（圖6.2）兩種。圖6.3為一級品松杉靈芝的側面圖，一級品的厚度至少需達1公分以上。圖6.4為筆者所收集不同品系的靈芝。

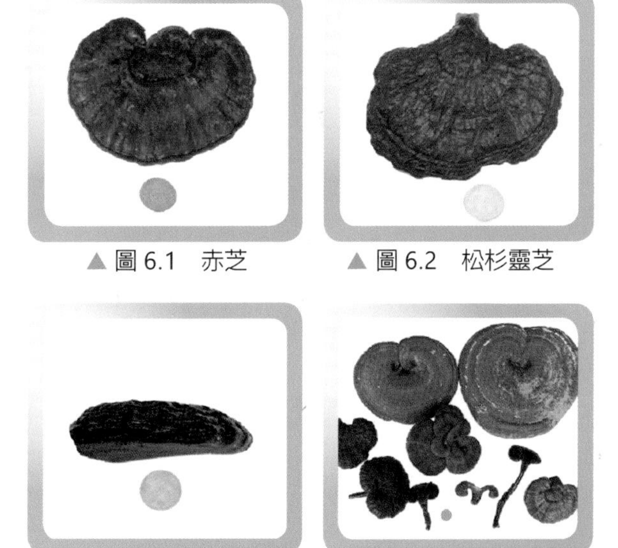

▲圖6.1　赤芝　▲圖6.2　松杉靈芝

▲圖6.3　一級品松杉靈芝　▲圖6.4　不同品系的靈芝

6.2 靈芝的相關研究

依據1996年美國「賓州大學的菌類生物學國際研討會」所發表有關靈芝的研究報告顯示[5]：靈芝從提高工作效能、快速回復正常生理機能、與傳統癌症治療並用的六大功效、增強心臟功能、提升免疫力、抗過敏、至抗老化等（請參考下頁的資料），在在證明我們老祖先所言：其「久食可輕身不老，延年神仙」。

自1970年日本的直井幸雄先生開發出孢子分離技術後靈芝才可大量人工栽培，而日本於1981年因為有地滋教授等人發表有關靈芝抗血栓作用的研究報告後，廠商開始競相生產靈芝。在靈芝能夠大量生產後，短短的幾十年間發表的研究報告不計其數，因此許多在古籍沒提到的功能，現在學者皆以科學的角度證實了它的價值。例如，要對全身的臟腑保養及強化，不知要用多少中藥材方可達成。

例如，要「生血」，中藥常用當歸、黨參，而靈芝的生血方式不同，其可促進脊髓造血的功能。要「強心」，中藥用人參、蟾酥，西藥則用毛地黃（Digitoxin），但後兩者皆帶毒性，而靈芝中的三萜類就是最好的強心劑，但沒有毒性，除非一次服用大量，才會有瞑眩反應的不舒服感。要「保肝、強肝」，中藥的茵陳、梔子可以選擇，要增強免疫，黃耆、丹參可以選擇，但它又不似中藥材，需熟知其歸經、功效、主治病症、用量、禁忌、人體五臟虛實等方可用藥。要抗癌，那就有數不清的方子，可是沒像靈芝這般安全、無毒的。在使用上，靈芝是安全性最高及最廣的，可說是天然合成的「單味複方」。

此外，中醫提供的方劑是不能夠由自己抓藥來服用，因為辯證是最難的，到底是陰虛還是陽虛，是實症還是虛症，對大多數人來說很難知道，這部分還是交給專業的中醫師比較安全。

學術界已發表有關靈芝的論文多至不可勝數，請參閱其他有關靈芝的專業書籍[6][7]，或上網搜尋，用關鍵字「靈芝」或「ganoderma」可以找到數不清的專業報導。

以下提供1996年美國賓州大學的菌類生物學國際研討會有關靈芝的內容摘要供讀者參考，讀者只要不厭其煩多讀幾遍，就知道靈芝幾乎可以包山包海，「治」百病了；嚴格來說，它不能治病，不可能所有病症一服用靈芝立即就好了，只有腸胃問題及小感冒比較有可能，至於其他的慢性病都是要長期服用調理的。

1993 年蘇聯將靈芝用於太空人訓練，發現其可提高工作效能及快速回復正常生理機能，就這一個功效就值得大家服用，因為現代人工作壓力實在太大了！而其與傳統癌症治療並用，不但可增強免疫系統，減低化學療法的毒性強度、除去因化學療法與放射治療引起的白血球減少症，又可減低疼痛及減低末期癌症病人對嗎啡的依賴程度。

靈芝在現代生物醫學的應用之相關研究

1. 蘇聯太空人訓練（Alexeev and Kupin 1993）
   - 提高工作效能。
   - 快速回復正常生理機能。

2. 與傳統癌症治療並用
   - 維持白血球數量（Teow 1995，Chang 1994）。
   - 增強免疫系統（Teow 1995）。
   - 減低化學療法的毒性強度並除去因化學療法與放射治療引起的白血球減少症（Chen et al. 1995）。
   - 加速手術後的康復（Kupin 1992，Hseu 1993）。
   - 鎮定，減低疼痛並減低末期癌症病人對嗎啡的依賴程度（Kupin 1992，Liu et al. 1993）。
   - 預防復發（Chang，1994）。

3. 心臟血管異常（Lee and Rhee 1990，Liu et al. 1993）
   - 冠狀動脈擴張及增加冠狀動脈循環（Teow 1995）。
   - 增加心臟收縮頻率及振幅。
   - 配合正常藥物使用使血壓正常（Teow 1993）。
   - 抗血脂、降血糖及抑制血小板凝集。
   - 減輕氧氣損失（Yang et al. 1995）。

4. 免疫效果（Chang，1995）
   - 抗癌。
   - 抗過濾性病毒(如HIV)，抗發炎。
   - 增強自發免疫力。
   - 抑制過敏症釋放組織胺並預防過敏麻痺。

5. 癌症及B型肝炎治療時有鎮靜效果（Chang 1993）

6. 提高氧氣利用率（Dharmananda 1988）
   - 解除高壓力下的不適症，頭痛、頭昏眼花、反胃、不眠症（Yang et al. 1995）。
   - 解除因冠狀動脈內部脂肪、排泄物凝集導致冠狀動脈阻塞時的缺氧。
   - 耐低血壓。

7. 其他例子
   - 與其他藥物共用作為複方。
   - 抗老化、抗氧化清除自由基。

靈芝主要的生理活性成分及功用之相關研究

1. 高分子多醣體（Mizuno，1992）
   - 免疫功能，抗癌，抗HIV(Kim et al. 1993）。
   - 預防肝炎／抗肝硬化（Sohn et al. 1995）。
   - 降血糖（Hikino et al. 1985）。
   - 抑制組織胺釋放預防習慣性氣喘並異位性皮膚炎增進氧氣利用（Yang et al. 1995）。
   - 抑制狹心症（Cheng et al. 1986）。
   - 避免輻射傷害（Chu et al. 1988）。

2. 三萜類及相關成分
   - 抑制細胞腫大（Toth et al. 1983）。
   - 抗HIV(Luu 1995）。
   - 抗脂質（Liu et al. 1988，Komoda et al. 1989）。

- 降低緊張（Morigawa et al. 1986）。
- 抑制血小板凝集（Wang et al. 1991）。
- 預防肝炎（Hirotani et al. 1986，Lin et al. 1991，Chen and Yu 1993）。
- 止痛劑（Kubata et al. 1982，Koyama et al. 1993）。
- 強化心臟（Hattori 1995）。
- 免疫力（Luu 1992，Lindequist 1995）。

3. LZ－8（小分子蛋白質）（Kino et al. 1989）
   - 抗過敏。
   - 抗失去免疫而衍生之糖尿病。
   - 抗B型肝炎，免疫力提升。

4. 核酸及其衍生物（Shimizu 1985，Kasahara and Hikino 1987）
   - 抑制血小板凝集，止痛（Kawagishi 1995）。

5. 有機鍺
   - 抗腫瘤；抗肝細胞惡化；抗水皰癌（Sato and Iwaguchi 1979）。
   - 抗路意士肝癌（Kumano et al. 1980，Quian and Zhang 1993）。
   - 增進血液循環／強氧（Liu et al. 1990）。

6. 油酸和環辛硫磺（Tasako et al. 1988a, b）
   - 抑制組織胺釋放。

7. RNA
   - 抗濾過性病毒（腦炎）。
   - 提升免疫功能（Kandefer-Szerszen et al.1979）。

由以上的研究摘要顯示，靈芝除有改善疾病的能力外，對於提高工作效能及快速回復正常生理機能，也深具效果。由於其可增進氧氣利用率（藉著排除毒物而提高身體內的氧氣量），故對現代環境空氣污染嚴重的我們，具有良好保健及預防的作用。

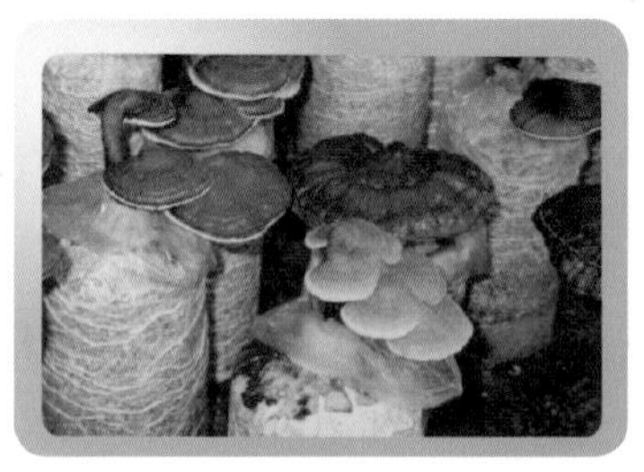

▲圖 6.5　如意型的成熟靈芝

2016年6月中原大學科研團隊發現，松杉靈芝萃取物能阻止PM2.5（懸浮微粒）從肺部進入血液循環，也減輕PM2.5對細胞的毒害。研究發現，把人類臍靜脈內皮細胞，浸泡在松杉靈芝實體熱水萃取物二週，發現內皮細胞存活率提高近三成、血管通透性減少近九成，「PM2.5只會堆積在肺泡上，無法進到血液裡」。

國內的靈芝研究也曾在國科會的大力推動下，活絡起來，相繼有許多的研究成果，例如，從松杉靈芝菌絲體中純化出免疫調節蛋白質LZ-8（FIP, gts），其具有免疫調節作用及抗排斥作用的機轉，可能是其促使T淋巴球及脾臟細胞增生，並且誘發分泌多種細胞激素介白質、腫瘤壞死因子或干擾素等的綜合結果，而能達到免疫調節的功能（中研院院士林榮耀及臺大生物化學研究所林文輝）。

有關靈芝免疫增強作用之研究很多，有臺北醫學院董大成教授、陽明大學李旭生教授、臺北榮總醫院王聲遠教授等，曾以靈芝子實體萃取物進行抗腫瘤的實驗，發現靈芝子實體多醣體可刺激人體巨噬細胞與T淋巴球細胞，產生多種細胞激素及干擾素r，可對白血病產生毒殺細胞作用，達成抑制腫瘤細胞的功能。靈芝抗腫瘤效應主要來自刺激細胞釋出細胞激素，藉由調度人體免疫機能的原理，達到消滅腫瘤細胞的目的；而靈芝萃取物可誘導干擾素，增強宿主的免疫功能，抑制不正常細胞，配合其他治療，能延長動物存活時間達三倍以上，可見靈芝確有明顯增進免疫功能而具抗腫瘤的效果。

最近，中研院基因體中心宣布，解開了「靈芝多醣體增強抗癌活性」的謎，提出靈芝促進免疫系統殺死癌細胞的關鍵因素，亦即靈芝多醣的「岩藻醣鏈」分支可以活化免疫反應。

國人普遍肝臟不好，因此靈芝的保肝效果不容忽視，蘇慶華教授利用 HPLC 分析不同種靈芝屬子實體中證實其含有肝臟保護作用之三萜類成分，也有研究報告顯示其可減輕四氯化碳對肝臟的損害（用小老鼠做的實驗）、降低血清谷丙轉氨酶（SGPT），並促進肝細胞再生。至於抗老化的研究也成為近年來最熱門的課題，例如，張立人教授的靈芝屬菌株抗衰老活性成分一超氧歧化酶（SOD）之研究，也證實靈芝抗老化的成分及作用機轉。除了以上的舉例外，還有許許多多的專家學者持續性地研究，可以說是目不暇給，琳瑯滿目。從心臟的強心，減輕腦神經衰弱，安神、保肝解毒、降血糖、重症肌肉萎縮症、腎臟疾病、內分泌系統、消化系統、抗放射線，抗過敏及抗發炎等皆有幫助。

作者專欄

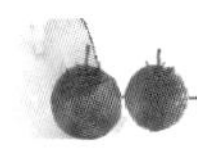

我的朋友林女士因久不堪洗腎之苦，雖服靈芝可減輕痛苦，但為一勞永逸，故赴中國換腎，手術後不久就開始服用靈芝，結果器官排斥的作用很低且恢復很快，應該就是這個原因吧！器官移植或是重大疾病在使用靈芝時一定要配合醫學檢驗，也一定要循序漸進，否則也有可能是反效果。

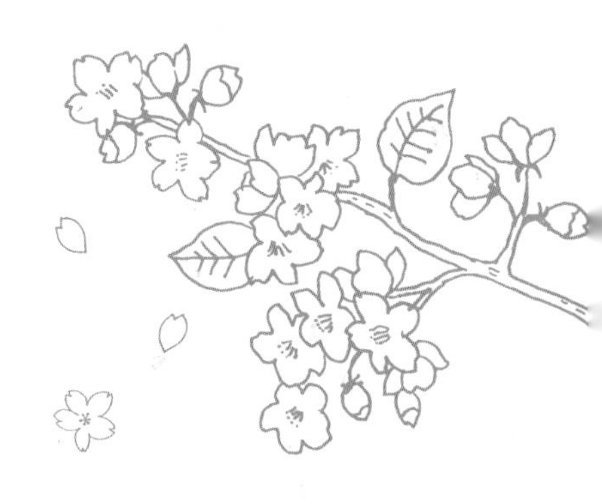

6.3 靈芝安全性分析

根據靈芝毒性實驗最安全的菌種之一為松杉靈芝（G.tsugae），急性毒、亞急性毒、致畸毒、累積毒等皆非常低。所謂的急性毒是以LD50為標準，如前一章所述，以實驗動物的半數致死量來決定，換句話說，LD50劑量愈高毒性愈低。

以食鹽為例，食鹽的LD50為5至15克，適量攝取食鹽可平衡體內的電解液，若一時大量服用則成為毒物會致死；靈芝的LD50很高，需幾十克以上（對老鼠而言），比鹽安全好幾倍，換算成人吃的話，需一次服一、二公斤以上，大約是一級品五十朵，人恐怕不是被毒死的，反而是被噎死的（要吃下一朵靈芝是很困難的！）。至於大自然存在的毒物，例如，日本人愛吃的河豚（puffer fish）及傘形毒蕈（Amanita muscaria），都偶有聽到處理不當或誤食的消息，因其LD50的量很低，也就是說食用微量就會致死。

以松杉靈芝（Ganoderma Tsugae）這個品系而言，除LD50很高外，累積毒比照人類用量的100倍來餵狗、大白鼠、兔子，餵食期間為兩週至一個月，再解剖看其內臟狀況，皆屬正常，故吾人可長期服食。有關靈芝分類及毒性分析，請參考相關著作[4]。

早期（二十多年前）你問醫師：我可以吃靈芝或樟芝嗎？他們都有不同的見解，但都叫你「不要吃」的多！或叫你「不要吃太多」！因為西醫會根據你吃了靈芝或樟芝後的血液或尿液的指數來判斷，此時會告訴你不要吃！因為毒物指數偏高！中醫則根據把脈或經絡儀的測量，會告訴你不要吃！因為腎氣下降，肝的經絡偏高（上火）！然而這些過程是食用靈芝或樟芝必經的排毒過程！難道那麼多的醫學期刊發表有關靈芝或樟芝的療效是假的？當然不是！而是在細胞及動物層面看到的效果，換到人體身上也是有效的，但是排毒的過程會有一些不太好的反應，就是中醫所謂的的瞑眩反應，此在後面6.8節有述。

此外，無污染且菌種經過鑑定的靈芝，完全沒有致畸毒（沙門菌逆突變測試、體外染色體結構變異分析、動物體內小核分析等）則孕婦可以使用，樟芝亦同。

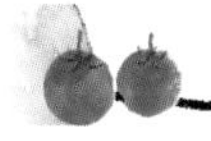

作者專欄

二十五年前，內人為了要不要給六個月大的大女兒（如圖6.6）服用靈芝，還特地一起去看農場，且請教臺大許瑞祥教授有關靈芝菌種的安全性及累積毒等後，才願意讓女兒使用。由於長女遺傳我及內人的過敏體質，於出生時就有些微的紅疹出現（異位性皮膚炎），起初我們皆不以為意，直至滿月換奶時更嚴重，很多人告訴我們說那是胎毒，只要過一些日子即會改善，但隨著日子一天一天地過去，女兒的紅疹愈來愈多且開始發炎。陸續看了幾位醫生，給的答案不一且用藥的效果不好，直到遇見一位小兒科醫師，他認為應該是過敏體質所引起，建議使用減敏奶粉並介紹當時任職於臺北榮總的林清淵博士（臺灣的免疫及過敏權威）看診。

長女過敏嚴重，IgE4免疫細胞群太少，林博士所開的抗過敏藥每月需一萬六千元，由於是公保，林博士為了醫治長女每次開藥皆需撰寫五頁的報告。三個月後吾女已改善七、八成，由於公保機構已有微詞，林博士建議我們等女兒再患或較嚴重時再帶去看，可是只改善七成，女兒臉上還有一些紅斑，在這種情形下，內人才願意接受我的意見給小女服用靈芝，只用了1/4粒的靈芝（約100mg，五倍濃縮物）於短短的一週內紅斑全退了，我倆不必再為女兒的病奔波，也不用再煩惱及心疼了。

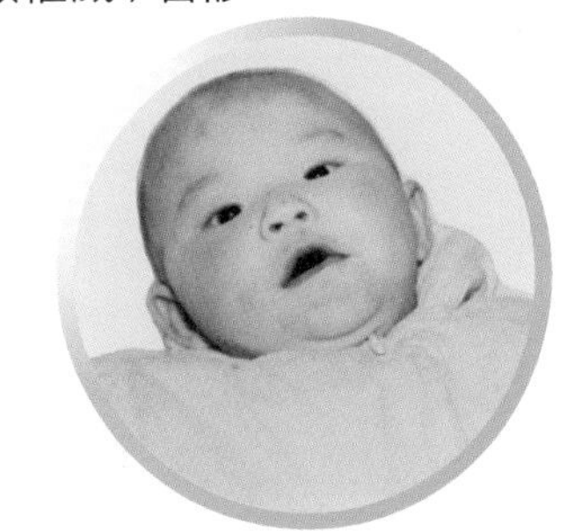

▲ 圖 6.6　患異位性皮膚炎的女兒

在使用靈芝一個月後又帶女兒去臺大醫院看謝貴雄教授（另一位免疫及過敏權威），由於他們皆是看較嚴重的患者，必須先由其他醫生檢查，抽血檢查後，隔週看報告，我女兒的免疫細胞群竟正常，真是太不可思議了。由於有了前例，我們次女出生滿月後即給她服用靈芝，因此老二的過敏現象比老大輕微多了。

此外，內人在懷孕前至生產後皆一直吃靈芝保養身體，因此妊娠期間完全無孕吐現象且體力非常好。好朋友吳先生知悉，就拿給他在臺北補習班教數學的太太服用。由於他太太懷孕初期曾有出血現象，且因為是王牌老師，每天要上十二堂課，吃過一段時間後，她體力很好，胎兒也穩定了。懷孕後期更挺著一個大肚子上課時，當她生下「靈芝寶寶」後，許多人皆嘆為觀止。可惜的是靈芝對已經畸形的胎兒是無法改變回正常的狀態，不然真的是叫「仙藥」了。

6.4 靈芝的功效

對免疫系統的調節作用

有關靈芝增強免疫的作用也是最被人誤解的地方，以為自體免疫異常的疾病，例如，紅斑性狼瘡、僵直性脊椎炎、皮肌炎（因為免疫系統故障而自己的免疫細胞攻擊自己的肌肉造成發炎的疾病），就不適合食用靈芝，因為怕提升的免疫系統會使病況更嚴重，事實正好相反，靈芝有調節免疫力的功能，如同我們身上的足三里及手三里穴，胃痛、拉肚子、便祕都是取這兩個穴，它們具有雙向調節的作用，靈芝在免疫系統上具有雙向調節的作用。

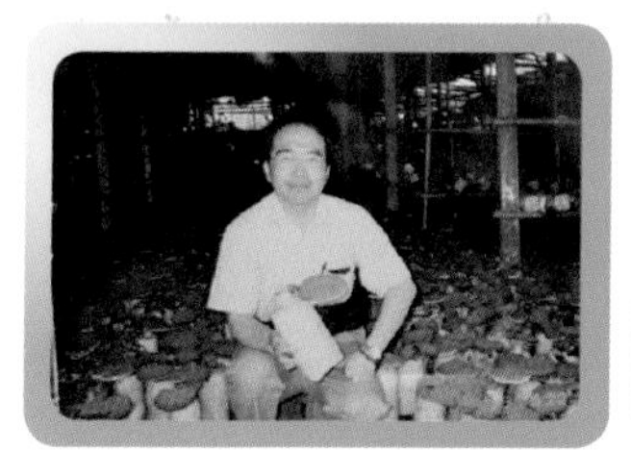

▲ 圖 6.7 為十八年前參觀靈芝栽培場時留影

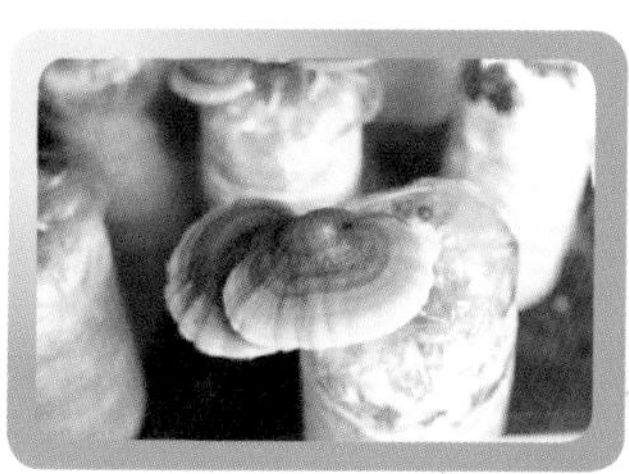

▲ 圖 6.8 中的靈芝其白色的邊緣代表它正在成長

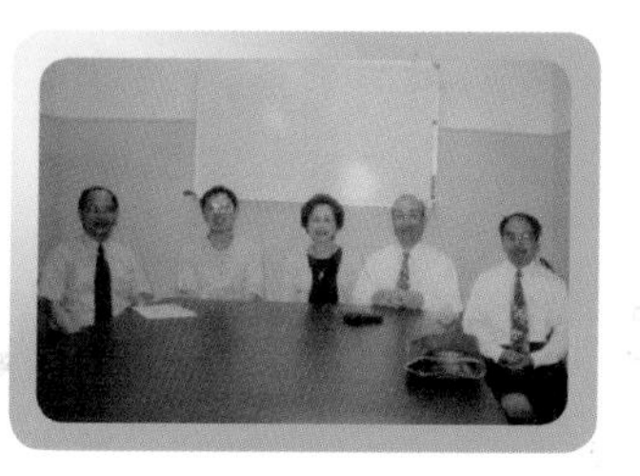

▲ 圖 6.9 為十八年前拜訪陽明大學李旭生教授時留影

作者專欄

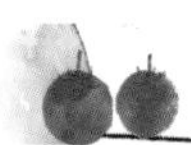

紅斑性狼瘡、僵直性脊椎炎、皮肌炎的患者我都接觸過，這些病人都因為服食靈芝而改善，其中有一位是我中大資工所的學長，當其僵直性脊椎炎發作時，關節遭受攻擊而發炎，轉身都是全身慢慢地轉動的，在認真服用靈芝三個月後改善了，一直到今天二十多年了，都未再發。

另外，我曾認識一位準備留學的紅斑性狼瘡患者，當時她患病的情形非常嚴重，正在服用高劑量的類固醇控制病情，醫生說最多五年的壽命，所以她要出國留學圓她自己的夢。她透過同學輾轉得知，我在靈芝的應用方面很有經驗，或許可以幫上忙。因此，我們約在臺北榮總的大廳見面，當時她臉部浮腫，我知道她的嚴重性，建議她以少量漸增的原則服用靈芝，且定期回醫院診查，結果在出國前夕醫生已將其類固醇減半，後來她就帶了一大罐的靈芝出國，我還幫她寫靈芝的英文以便讓美國海關放行。五年過後她學成歸國，病不但好了，而且還請我們喝喜酒呢！真令人高興！

對美容的功效

根據研究顯示，靈芝的成分具有保濕及美白的效果，其幾丁質對傷口的癒合比甲殼質還好，LZ-80小分子蛋白質的抗過敏效果相當好，如能再配合德國的洋甘菊（chamomile）抽出物使用，不只可加速傷口的癒合，對異位性皮膚炎尤其有效（但需浸浴且配合內服靈芝）。將靈芝用於美容上，不但可以改善膚質的顏色，甚至可幫皮膚排除毒素。

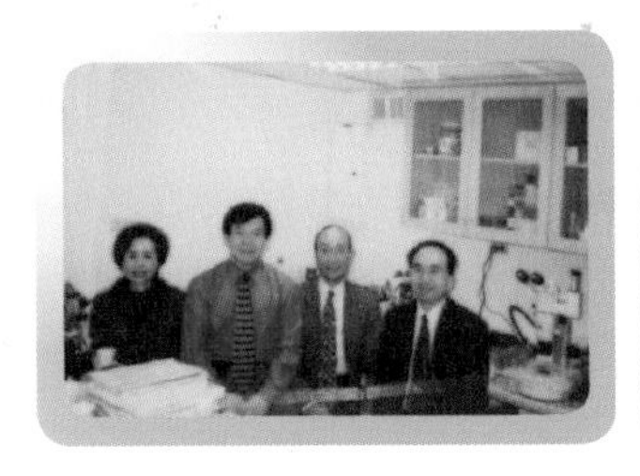

▲ 圖 6.10　為十八年前拜訪臺北醫學大學蘇慶華教授時留影

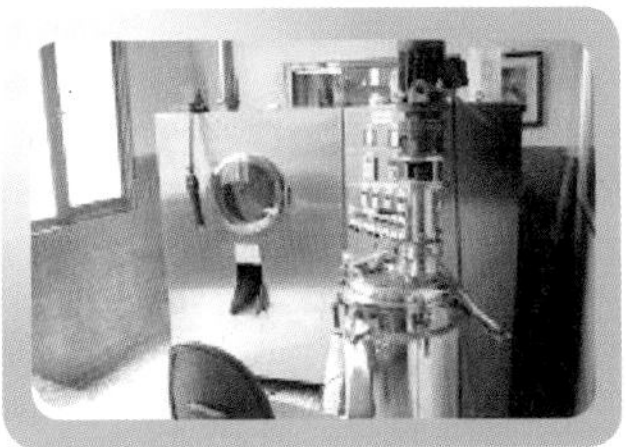

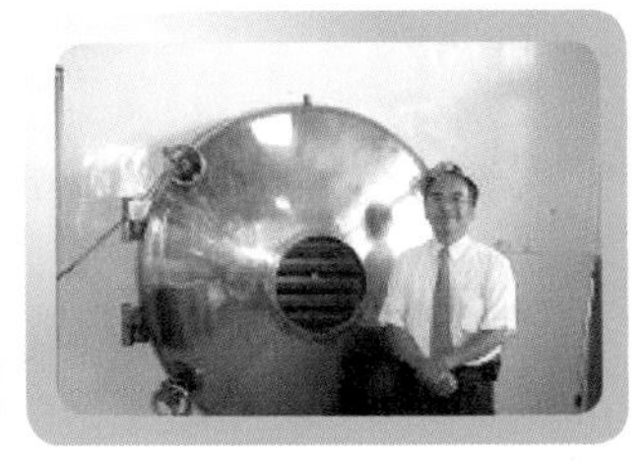

▲ 圖 6.11　及圖 6.12　為參觀中部某家生技公司的靈芝萃取設備時留影

作者專欄

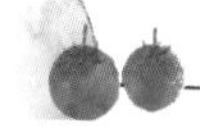

十幾年前台南市的許老師，其友人用含靈芝的沐浴精洗臉，竟然不久於兩鼻孔旁出現兩條黑色的皮膚，像是兩撇鬍鬚一樣，當她問到我這個問題時，我反問她是否有便秘，她回答是，因此告知是腸經排毒的結果，她覺得不可思議。就相學來論鼻翼兩旁是看腸系統的毛病，這是中醫「陽明大腸經」經過的原因，其現象如同圖6.13沿嘴巴邊緣排毒的情形是一樣的，筆者同樣給她一些生活上的建議，又經過一週該現象即消失了。若是有皮膚上的問題或傷口不易癒合者，可以考慮使用含靈芝及洋甘菊成分的沐浴精，效果很好。

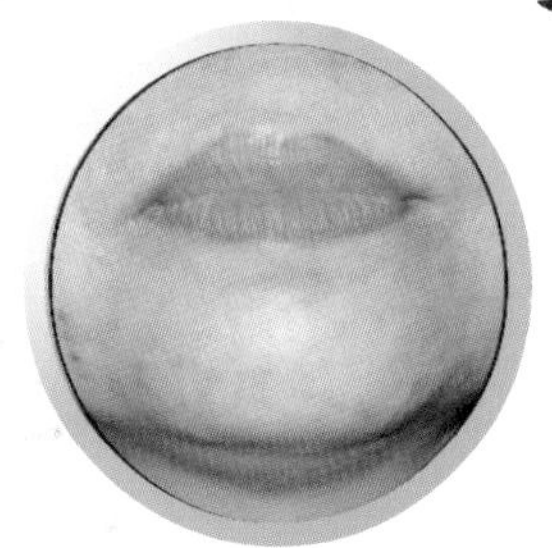

▲ 圖 6.13　沿著嘴邊排毒

6.5 靈芝的使用方法

靈芝的瞑眩反應是所有使用者既期待又怕受傷害，只要依本文所述的方法使用，則不舒服的反應會降到最低。使用靈芝後身體的機能增強會排毒，以及重建細胞的過程當中，因個人的體質及病況會有不同的反應，請參閱下節「表6.1至表6.9靈芝瞑眩反應表」，如此可一邊檢查身體，一邊改善身體機能，普天之下，唯有靈芝與樟芝有此功能，故其為診斷疾病及保健的最佳良方！

例如，腸胃系統不好的人在服用靈芝後，有的人會有胃或腸悶痛的現象，有時會拉肚子；而肝不好的人會吐氣或火氣大、想吐，前者反應一般人誤解為寒冷，後者誤解為上火，兩者皆非，靈芝乃性中平也，其只不過是針對個人的體質反應而已。慢性下痢患者經過多次腹瀉的瞑眩反應後，腸的機能會漸漸恢復正常，排便會呈條狀；至於肝病患者吃靈芝時，則因久積肝臟的毒物會藉血液排除，故感口乾舌燥，火氣大，皮膚長疹子或有膿包，甚至吐出穢物，至於肝臟機能指數SGOT 及SGPT 會隨著食用日期愈久而呈現波浪狀下降。

靈芝是保健食品中的極品，對調整身體器官正常化、預防疾病與排除毒素效果最神奇。對於已有病痛的人而言，其不但可與任何中藥或西藥一併服用做為藥引（注意：中西藥大多飯後服用，靈芝則為空腹服用才能完全吸收），更可提高中、西藥之正面作用而減少其副作用，長期服用可以增加生物能，對改善體質及消除病痛具有非凡的效果。

靈芝的服用方式

使用量是以松杉靈芝一級品為原料，五倍濃縮，且以靈芝粉末為賦型劑製作而成的濃縮品（每粒約400mg）為準，讀者可依不同的產品酌情增減，食用時盡量避免吞食膠囊，最好將濃縮粉末由膠囊倒出用清水服之，配合花粉或蜂王乳的用量是1：1或1：2，因為靈芝排除毒物及老舊細胞廢物後，會重建組織，若適當補充完整的營養，則瞑眩反應會減輕，改善也較快。

1. 健康保健：每天2至4粒；但若忙碌或疲勞可增加用量。
2. 健康的人可用靈芝健康檢查，每天4粒，連續使用2至3個月。靈芝用於協助診斷疾病上非常有用，請查閱「表6.1靈芝瞑眩反應表」即可由瞑眩反應中察覺自己潛在的疾病，並可藉此排除長久以來積在體內的毒素，可以每隔半年依此做一次徹底的「健康檢查」並改善體質。

3. 一般病患每天4至6粒，使用二至三個月即可看到明顯的效果（若個人其他方面配合健康加分的話，則會改善的更快）。
4. 重病者（癌、中風等）每天8至12粒，需循序漸進為之，絕對不可一下子吃下大量的濃縮靈芝，瞑眩反應會很激烈，而且人體的吸收是有限度的，過量只會浪費金錢。
5. 七十歲以上，十歲以下減半服用。
6. 空腹服用或飯前半至1小時服用較佳。
7. 服用後有效之反應。（請參考表6.1～6.9靈芝瞑眩反應表）
   - 症狀消失：服用期間無反應，但疾病得到改善。
   - 產生瞑眩反應（排毒或好轉反應），此時勿驚慌，應讓它度過。
   - 健康人或久病者之反應：除有瞑眩反應外尚有下列特別的現象：

     a. 精神好；b.有饑餓感；c.能安神熟睡；d.排泄正常；e.口感改變較不喜歡油膩；f.若不得已熬夜也較容易恢復；g.痰液增加，淋巴毒排出的現象，甚至大排毒時會喉嚨痛、咳嗽。因為服食靈芝一至三個月後（量要夠，每天4至6粒）免疫系統漸漸恢復正常（一般人免疫系統是隨著年齡增長而逐漸減低），則體內與我們共生的細菌及病毒會逐漸往外移動，才有「類感冒」的現象，此時吃任何藥都沒有效，若太難受可看醫生服用對症的藥物，減緩症狀，但靈芝不能停服，否則淋巴毒不能排出，前功盡棄；h.某些身體部位會癢，因為毒物會透過皮膚排毒（循經排毒，如6.10節所述）。
8. 禁忌：服靈芝後宜少吃油炸物及動物內臟等，心臟繞道手術及更換瓣膜患者因有服用抗擬血劑，需減量使用或配合醫院檢查才可少量服用。
9. 注意事項：由於靈芝非藥物無法立即改善疾病，因此原先有用藥控制病情者絕對不可貿然停止用藥，需要耐心服用。遇有瞑眩反應太激烈時可減量但勿停食，瞑眩反應有時呈波浪狀反應，且反應的地方不一樣，隨著服用時間增長及用量漸增，身體會逐漸變好，至全身疾病皆改善後（慢性病患者可配合醫院檢查），可以逐漸減量，至維持一個每天排毒及調整的基本量，如下圖6.14所示。

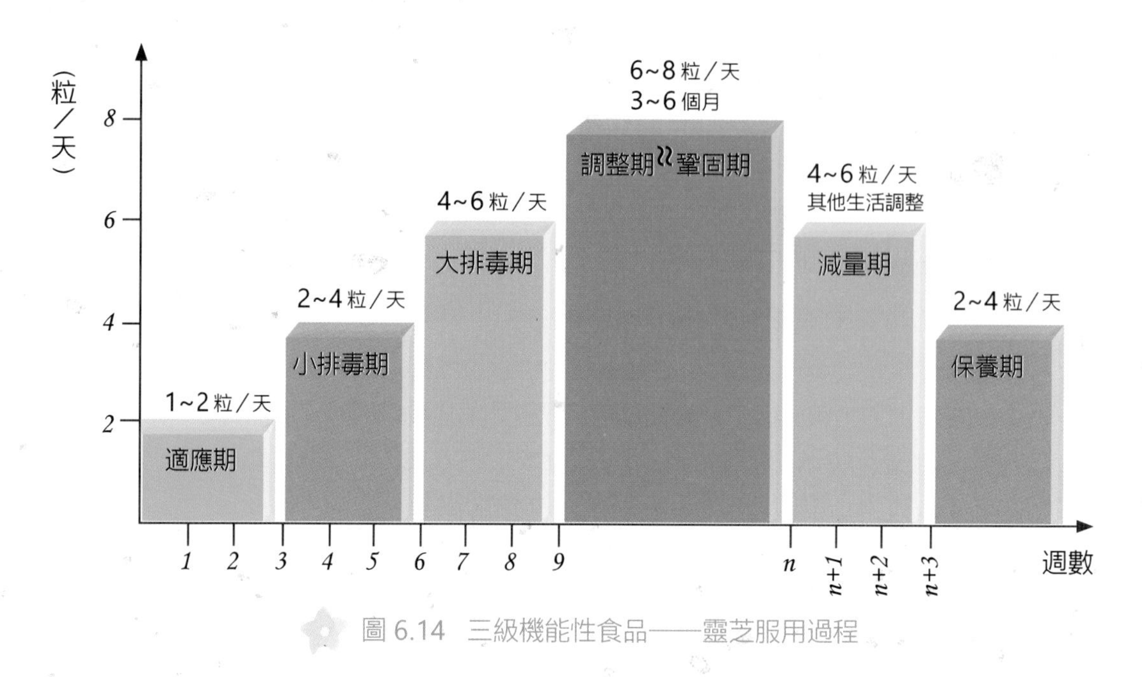

圖 6.14　三級機能性食品——靈芝服用過程

至於食用方面，靈芝的發展有三個主要方向：首先是與抗老化的酵素（SOD：Super-Oxide Dismutase）及維他命群等抗氧化劑的組合，為日常保健強身抗老的聖品；其次是與樟芝結合的強力解毒及抗癌的三級機能性食品，樟芝與靈芝的高效液相層析儀（HPLC）所分析的成分顯示，兩者有許多相似之處，但是比例完全不同，樟芝的三萜類特別高，與靈芝的結合正可互補長短，達到加乘的效果。其三是添加在任何食品裡以達養生保健的目的。

其他注意事項

使對於慢性病人，尤其是高血壓、糖尿病、腎臟病等患者，一定要以少量漸增的方式服用，否則因一時服用大量靈芝所引起的大量組織排毒，極易引起中風或腎臟負擔過重，此種瞑眩反應會令患者害怕而失去一個最佳改善體質的機會。不管是何種體質，服用靈芝最好依循序漸進的原則、適時適量，遇有瞑眩反應時維持原用量或減量，待反應不激烈時再加量，以階梯狀的方式漸漸地上升，身體改善差不多時再以階梯式下降維持一個基本量，然後再增加其他的健康加分項目，如運動、生機飲食、實施晚上減食或斷食等，若無法配合，則自行調配最佳的健康維持量。

6.6 靈芝的瞑眩反應

乾淨無污染及其他添加物的純靈芝是沒有副作用的，但每一萬人中約有一個人會對靈芝過敏，亦即一食入靈芝後在十至三十分鐘內馬上有過敏反應，此人終生不得食用靈芝，另外有重大疾病及器官移植者需審慎服用，務必配合醫院的檢查及治療。

靈芝不是藥物，無法針對特定疾病有立即改善的功效，其調整身體時不能指定某些特定器官，因此反應會因人而異，例如，一位純粹糖尿病患者與一位已經有糖尿病併發症患者，縱使服用同劑量的靈芝，其反應截然不同，但大多不出表 6.1 的反應現象。有時，使用者最期望改善的病症尚未改善，其他的病症先改善了，如果服用足夠的劑量超過一年以上，還不能改善，有幾個方向提供讀者參考，一是該產品的成分不足，二是脊椎骨的病（如脊椎歪斜壓迫神經、長骨刺等），三是生活作息嚴重的失常（飲食、不良嗜好、熬夜等），四是地脈線、居家環境磁場、靈的干擾等，第四項留待以後的專書來探討之。

此外，靈芝的瞑眩反應也會令人不舒服，但反應的方式正好與疾病本身相呼應。下表 6.1 是二十多年來根據靈芝及樟芝的使用見證（超過千個）彙整出來的，病症很少單一出現，有的只是疾病的表象，例如，血壓高只是一個現象，其原因可能是心臟過勞、血管阻塞、腎臟病、荷爾蒙不平衡、身體某處發炎等，服用靈芝時會在不同的地方反應。另外，服用靈芝會有瞑眩反應幾乎是眾所周知的，但不是每一個人皆對它很了解，例如，它會一次又一次的反應，從頭昏、流眼屎、疲勞、痠痛、長疹子、女人經期排出血塊、下痢、便秘、心臟跳動較快、甚至手腳浮腫、類似重感冒排淋巴毒等，因為現代人的身體往往不是只有一個器官不佳，常伴隨多個毛病，所以反應是多重的，要有耐心長期服用，不要躁進，也不要見異思遷，人云亦云，盡聽一些似是而非的論點，若有恆心使用病體一定會改善！

靈芝的瞑眩反應是複雜的，因應個人體質而反應，讀者可以根據個人需求快速查閱，但有時彼此有關聯，請多參閱幾次即可了解。以下將服用靈芝的相關反應說明如下：

心血管疾病

心血管疾病及癌症每年奪走許多人的性命，如果能夠提前預防，減少攝食污染的初級營養，再適量食用三級營養，時時清血管，時時抗癌防癌，是最保險的養生法！

表 6.1　靈芝的瞑眩反應表：心血管疾病及癌症

病名	高血壓	低血壓	心臟病 （狹心症、冠狀動脈阻塞等）
症狀	收縮壓140mmHg以上，舒張壓90mmHg以上，頭重、肩、脖子酸、食慾差、失眠、眼睛布滿紅血絲。	站起時頭會暈，容易疲倦，手腳冰冷，較無元氣。	胸部上方有壓迫般的疼痛，常延至左手臂，多半在爬樓梯及情緒激動時發作。
排毒反應（瞑眩反應）	由於體內在排除毒物及廢物，會感覺頭部沉重，持續3~7天，服用1~2瓶後自覺症狀減輕，4瓶左右血壓開始下降，剛開始使用以少量漸增的方式較適宜。	感覺心臟收縮比以前強，服用3至6瓶之間血壓上升，自覺症狀減輕。	靈芝有強心的功能，並可消除血栓，使血流暢通，初服者會感覺心臟跳動比往常強而有力，宜由少量漸增的方式開始。
生活保健及飲食配合事項	1.少吃鹽、脂肪，多吃蔬菜、水果、藻類。 2.多運動，避免過度勞累，消除精神緊張，避免肥胖。 3.可由氣較旺的家人做手掌、腳底按摩，特別加強足陽明胃經足三里穴及肝經太沖穴的按摩。亦可用雷射針灸照射上述穴道[8]。	1.低血壓多因貧血或心臟收縮力不足而引起。 2.注意營養均衡，配合花粉及蜂王乳食用，可再加服綠藻片。	1.要有充分睡眠（尤其是冬天）。 2.不宜過勞，避免情緒激動。 3.不吃太油膩及太鹹的食物。 4.不抽菸，少喝酒。 5.需盡量採生機飲食療法，加強按摩內關穴。亦可用雷射針灸刺激內關穴、神門穴等。

表 6.1　靈芝的瞑眩反應表：心血管疾病及癌症（續）

病名	中風半身不遂（腦溢血、腦栓塞）	癌症
症狀	行動不便，語言、思考障礙、早晨起床後，手、腳會麻或偶有口齒不便時要注意，為中風前兆。	各種癌症症狀不同請參閱其他癌症資料。
排毒反應（瞑眩反應）	頭暈或正在打通血路時有血栓之處會疼痛，甚至較疲倦、無力感，一定要由少量漸增的方式開始。腦溢血的改善較弱。	改善過程中會有疼痛、不舒服之現象，中、早期效果非常好，末期能鎮痛並有改善可能，靈芝可消除癌細胞釋放出的毒素所引起的血栓，並促使腦啡的分泌，可減輕痛苦。(需達12粒/天)
生活保健及飲食配合事項	1.要有充分睡眠，不宜疲勞，避免情緒激動。 2.不吃油膩食物，不抽菸，少喝酒。 3.家屬可施與手與腳井穴(指甲旁邊的穴道)的按摩。利用雷射針灸照射手掌心及腳掌心。	1.生活規律，反省自己，解開自己鬱悶的心。 2.有宗教信仰者、多祈禱、多懺悔、多持咒，正確放生或吃素等。 3.盡量多食蔬果或採生機飲食療法。最好搭配樟芝，因為配合樟芝的主動阻斷癌細胞的擴散，使癌細胞凋亡的能力，效果更好！

作者專欄

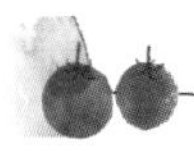

朋友李先生，家住花蓮縣吉安鄉，四十一歲罹患肺癌末期，醫生判斷活不過三個月，經配合部分生機飲食及服用靈芝，且肺部積水藉西醫方法抽出，竟能使癌細胞縮小，恢復了體力且多活了近兩年，後因其妻車禍喪生，他頓失求生意志，不再食用靈芝及有益病情的食物，不久即往生了，雖令人遺憾，但是仍令人肯定靈芝及生機飲食的功效。

慢性疾病

慢性疾病雖然有些可以用西藥控制，但是如果能從根本改善，是更保險的養生保健法！

表 6.2　靈芝的瞑眩反應表：慢性疾病

病名	糖尿病	氣喘	急慢性肝炎
症狀	渾身乏力，極易疲勞，口渴、多尿、容易飢餓。	容易感冒，胸口鬱悶，易咳嗽、多痰，有時甚至喘不過氣來。	臉及皮膚泛黃，小便深黃色，易疲勞，嘔吐，脹氣。
排毒反應（瞑眩反應）	一時間糖分會較高，手、腳、有輕微浮腫，無論病況如何，效果均非常好，要由少量漸增的方式開始，且配合醫生治療。	胸口微悶，咳嗽較多，多痰，服用6瓶左右可改善，但不易斷根，可減少發作次數，宜由少量漸增的方式開始。	會嘔吐或吐氣，1瓶後自覺症狀減輕，急性6瓶左右SGOT、SGPT必降，但服食多久指數會正常，則因人而異。
生活保健及飲食配合事項	1.每天運動、散步或練氣功。 2.注意糖分攝取，少食辛辣，多食含鉀之食物，如蔬果或花粉、綠抹茶等。	1.涼性食物（如較寒的水果）白天吃，在好發時期多注意身體。 2.提早食用靈芝、蜂王乳及配合用藥，可減輕症狀。	1.勿勞累，注意飲食衛生，不可飲酒，且勿過飽，營養均衡。 2.可喝精力湯或綠抹茶，下午加食100公克的石蓮花。 3.保持情緒穩定，生活規律避免過勞及感冒。 4.食物飲水需遵醫囑，要大量減少動物性蛋白質的攝取（包括肉及奶、蛋）。

表 6.2 靈芝的瞑眩反應表：慢性疾病（續）

病名	腎臟病	洗腎者
症狀	閉尿、浮腫、全身倦怠、腰部會酸痛。	閉尿、浮腫、全身倦怠、腰部會酸痛。
排毒反應（瞑眩反應）	剛食用時尿蛋白會下降，甚至於排毒過程中肌酸酐、尿素氮會上升，臉、手、腳輕微浮腫，故不宜一下子吃太多靈芝，宜由少量漸增。	初洗腎者，使用1至3個月後，洗腎間隔會延長，精神較佳且洗腎完較不痛苦。
生活保健及飲食配合事項	1.勿勞累，注意飲食衛生，不可飲酒，且勿過飽，營養均衡。 2.可喝精力湯或綠抹茶，下午加食100公克的石蓮花。 3.保持情緒穩定，生活規律避免過勞及感冒。 4.食物飲水需遵醫囑，要大量減少動物性蛋白質的攝取（包括肉及奶、蛋）。	1.因腎已衰竭，僅能部分改善，不易痊癒，少食鹽類且控制水分攝取，配合醫生的囑咐。 2.每天請人按摩腳底的湧泉穴。

作者專欄

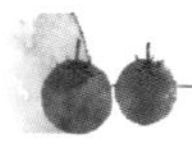

中科院的楊先生年三十一歲時，患急性肝炎，後轉成慢性肝炎，SGOP、SGPT皆高達500至600，每天只能工作半天，便請假回家，其已試過許多的方法，皆無效，但後來使用靈芝半年後，肝機能指數以波浪狀下降恢復正常值。

腸胃方面疾病

靈芝與樟芝對腸胃疾病有顯著的效果，平時常常服用，配合花粉，會減少罹病的機率。

表 6.3　靈芝的瞑眩反應表：腸胃方面疾病

病名	胃口不好脾弱	胃潰瘍及十二指腸潰瘍
症狀	吃不下飯或挑嘴，瘦且發育不良。	疼痛、吐酸，嚴重時吐血、便血。
排毒反應（瞑眩反應）	靈芝可排除宿便及調整腸之菌相，有時會腹瀉，但不會脫水，會改善吸收情形。	潰瘍部位會疼痛，下痢、便秘，一般服用3至6瓶會改善，剛開始可在飯後1小時服用，適應後改為空腹服用。
生活保健及飲食配合事項	1.需配合花粉使用，可酌量使用含益菌之產品。 2.少食辣椒，刺激食物。 3.飲食定時定量，細嚼慢嚥，放鬆心情。 4.配合花粉及蜂王乳使用，效果佳，亦可於午後食用新鮮的蘆薈。	

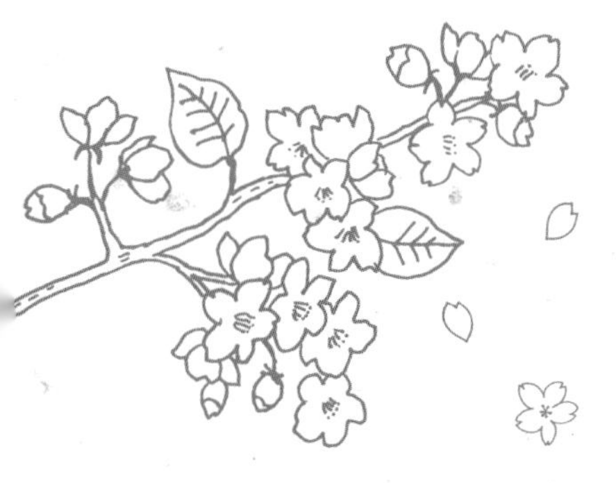

免疫系統疾病

靈芝與樟芝都可以雙向調節免疫系統的疾病，但是這種病人要少量漸增方式來服用。

表 6.4　靈芝的瞑眩反應表：免疫系統疾病

病名	風濕痛	紅斑性狼瘡
症狀	天氣變化時關節處容易酸痛（分遊走型、固定型）。	免疫系統疾病，月亮臉，浮腫、蝴蝶性紅斑、腎病變。
排毒反應（瞑眩反應）	若更為疼痛，表示有效反應，大約3至7天會消失，若不能忍可減少用量，適應後再增加，一般而言，風濕痛服用6至8瓶會改善。	服用3至6瓶內症狀減輕，剛食用時，有的人關節會腫痛，臉稍微浮腫，需少量漸增且長期服用，效果好。
生活保健及飲食配合事項	1.忌食香蕉、筍類，少食動物性蛋白質類食品。 2.可配合交流磁場或雷射針灸使用以減少疼痛。	1.經常感冒的女性需多注意，多食五穀雜糧及精力湯。 2.可多做八段錦[9]強身。

作者專欄

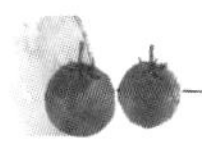

臺北市黃太太罹患紫斑病（一種血小板太少的疾病），長期服用類固醇控制病情，後服食靈芝，分階段已經將類固醇減成六分之一，且血小板也上升至十多萬，成效良好，其已持續服用五年多，外表也比以前年輕，月亮臉、水牛肩（長期服用類固醇的副作用）已消失。

女性疾病

靈芝與樟芝可以說是女性保養必需品，可以讓經血排乾淨，有助提升元氣，可以應付繁忙的工作，配合花粉及適量蜂王乳，精力充沛延緩老化。

表 6.5　靈芝的瞑眩反應表：女性疾病

病名	生理痛	婦女病及更年期障礙	不孕症
症狀	月經不調、頭暈、經痛。	內分泌失調、情緒難控制。	子宮虛寒、精蟲稀少。
排毒反應（瞑眩反應）	改善期間經期不穩，有的人會排出小血塊，服用3至6瓶左右會改善。	一時白帶可能排量增加，部分人經血量增加，少數人減少或經期會不順。	非機能性不全所引起的不孕才有效(如夫婦檢查均正常，但仍舊不孕，或因內分泌、免疫血清問題等才有效)。
生活保健及飲食配合事項	1.忌食冰類或冷水浴。 2.心情保持輕鬆。 3.配合花粉、蜂王乳效果好。 4.可以按摩腳部的三陰交穴道。	1.保持清潔衛生。 2.配合花粉及蜂王乳調整內分泌系統更佳，但有子宮肌瘤者暫不服用蜂王乳。	1.配合飲食療法(可多服用花粉、蜂王乳效果好。)夫妻需一起配合服用。 2.若有腰椎的問題，也要一併改善方易受孕，可參考筆者其他著作[9]，書中所教的自我整脊術改善之。
病名	性衰弱	貧血	痔瘡
症狀	性無能、冷感。	頭昏目眩、手腳冰冷。	便血或肛門疼痛。
排毒反應（瞑眩反應）	服用6瓶左右可改善，久病者有時會更不正常，需服用較長的時間。	依體質不同有人會輕微流鼻血，但不論是地中海型貧血或紫斑病效果皆非常好，但需耐心服用三至六個月。	內痔效果比外痔好，會便血，輕者服用3瓶可改善，重者需時較長。
生活保健及飲食配合事項	需配合花粉、蜂王乳及五穀米、黑芝麻。	注意營養攝取，可食用花粉、蜂王乳、深綠色蔬菜、當歸及五穀雜糧，按摩血海穴。	1.多泡熱水浴或照射交流磁場。 2.多食蔬果、纖維食物及綠抹茶。

作者專欄

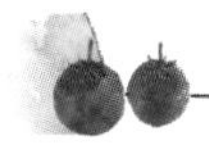

由於弟媳子宮長有肌瘤多年，起初服用的靈芝很少，也只是一天一、二粒保養而已，後來懷孕，經臺大醫院及台安醫院檢查的結果，最大的肌瘤直徑有4公分，咸認為胎兒不會長大，家母不死心，又帶去給一位很有名的老中醫看診。一進門，老中醫未等她們坐定，便開口說：子宮裡長東西，胎兒保不住，最好清除後再懷孕較妥，家母嘆為神醫。回家後弟媳不死心，怕子宮處理後不會再懷孕，於是求助於我，我將所了解的靈芝專業知識及經驗與她分享後，她願意嘗試，增加靈芝的使用量至每天八粒左右，肌瘤竟不再長大，胎兒漸漸地成長，我的姪子就這樣生出來了，是標準的「靈芝寶寶」。

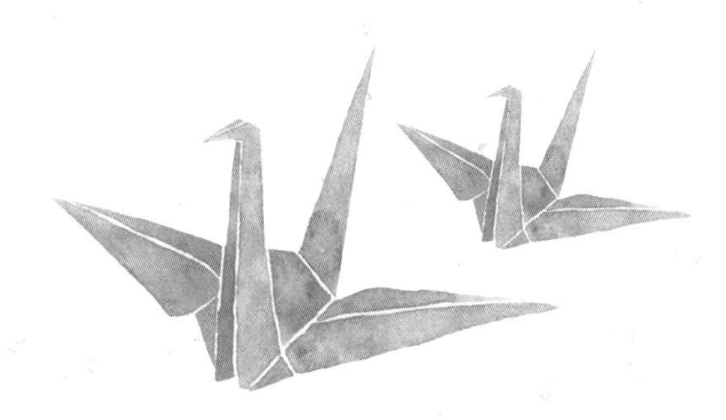

代謝方面疾病

代謝方面的疾病大都由飲食引起，務必要選對食物，適當控制飲食量及時間，才能徹底斷根與防患！而靈芝與樟芝可以扮演一個決定性的角色！認真吃一段時間後，它會改變口味及飲食會清淡！而且可以將體內的毒物排除！

表 6.6　靈芝的瞑眩反應表：代謝方面疾病

病名	青春痘	食物中毒	痛風
症狀	肝火旺、內分泌不平衡、便秘或其他因素。	嘔吐、腹瀉、頭暈。	尿酸過多，關節腫脹，疼痛甚至變形。
排毒反應（瞑眩反應）	一瓶之後，因為排毒會引發更多，第3至6瓶以後會漸漸消失。	一次服用6粒，具速效。	疼痛加重，3至6瓶後消腫並停止疼痛，活動自如。
生活保健及飲食配合事項	忌食牛油、巧克力、高熱量食物，應多食蔬果，清除便秘，睡眠充足，配合蜂王乳及花粉。	靈芝解毒、整腸之效果極佳，樟芝更好。	1.因代謝機能失調而引起，少食蛋白質（肉、豆類）。 2.可於疼痛處照射交流磁場或雷射針灸，並配合西醫用藥。

病名	肥胖症	因長期服西藥而毒素積存體內
症狀	太胖、脂肪代謝不良	身體虛弱，體質極差
排毒反應（瞑眩反應）	有時會腹瀉，較疲倦，排汗很臭。逐漸加量，一旦大部分的毒物排除，且身體能量提高，自然就會瘦下來。	皮膚上或甚至口腔內會長出蕁麻疹或小紅點，等體內毒素消除後自然消失，反應期勿停食。
生活保健及飲食配合事項	若身體的毒物排除大半，飲食習慣會改變，變成比較清淡，配合花粉及綠抹茶效果好，因為花粉補足大部分不足的營養，身體就不會一直想吃了。	1.原先有服西藥控制的慢性病，不可立即停藥，需配合醫師，依病況遞減。 2.服用後適量運動排汗，效果更佳。

過敏性疾病

靈芝對於治療過敏性疾病效果也很好，只有頸椎壓迫者要從整脊下手來改善，否則效果不彰！

表 6.7　靈芝的瞑眩反應表：過敏性疾病

病名	過敏性鼻炎	體質過敏（如蕁疹、異位性皮膚炎）
症狀	早晨流鼻涕（水）、鼻塞、頭痛、嗅覺失靈、打噴嚏。	皮膚發出紅斑或紅塊，發癢、發痛。
排毒反應（瞑眩反應）	服用 2 至 3 瓶見效，使用靈芝後配合運動效果更好。部分人的效果不是很好（神經系統受壓迫者，如頸椎彎曲），需從整脊下手。有一些人改善前會流鼻血，勿慌。	初服時過敏現象可能更重，1 個月以後逐漸改善，小孩子無瞑眩反應，愈早服用愈好，嬰兒只需 1/4 或 1/2 粒。
生活保健及飲食配合事項	1.因為臺灣空氣污染嚴重及氣候關係，應多注意保健運動（選擇環境）。 2.減少動物性蛋白質的攝取及改善腎臟功能。	過敏時配合醫師用藥，在好發期可多服用靈芝減輕症狀及預防，並以含有德國洋甘菊的沐浴精洗澡，效果好。

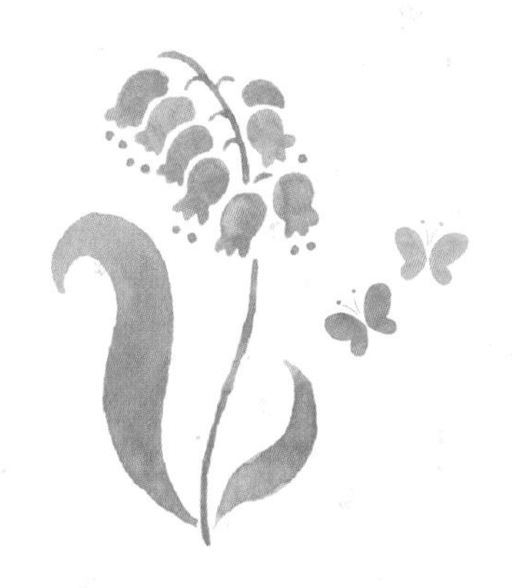

腦神經性疾病

患有腦神經性疾病者要少量漸增方式服用，適量服用蜂王乳。

表 6.8　靈芝的瞑眩反應表：腦神經性疾病

病名	羊癲癇	神經衰弱、失眠症
症狀	腦部細胞異常放電或缺氧。	頭重、肩酸、目眩、注意力無法集中，易疲倦常有手抖、激動、失眠現象。
排毒反應（瞑眩反應）	初服發作次數可能更密集，然後發作頻率會減低。	服用 3 至 6 瓶容易入睡且能安眠，醒後精神好，脾氣較好。但長期患者需服用較長的時間。
生活保健及飲食配合事項	家屬應注意猝發之意外事件。	1.不要飲用可樂或濃茶。 2.生活規律，少煩惱，多參與接觸陽光的活動，使用交流磁場效果很好，可依據陽宅磁場學來更換床位（請參考本人其他著作[9]）。或用低能量雷射陣列照射掌心來調控腦波。

作者專欄

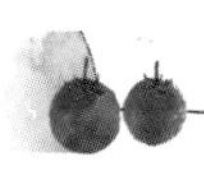

東勢鎮賴小姐，三十六歲，患嚴重腦神經衰弱，曾血崩，已從國中會計主任停職近四年，長期服鎮定劑及安眠藥，身體虛弱，常健忘。其服靈芝三個月的反應如下：腰背皆痛，心臟感覺無力，晚上一直咳嗽，尿液很臭，臉上長痘子，高低血壓恢復為89/105 mmHg(原先62/90 mmHg)，口內長小疹子水泡，常放屁，痔瘡會痛、皮膚癢。服用滿第一個月竟然月經來了(已經一年半沒來)，身體改善許多，連停經一年半都能使其正常，令人不可思議。

其他

身體內傷、酸性體質等其他疾病的患者，要長期服用靈芝，對病情才有幫助！

表 6.9　靈芝的瞑眩反應表：代謝方面疾病

病名	身體內傷處	酸性體質
症狀	患處酸痛。	容易疲倦，終日精神不濟。
排毒反應（瞑眩反應）	初服時會出現酸痛現象、靈芝解胸中鬱結效果好，但反應是痛處擴大，因為瘀血散開了。	很睏（白天也想睡），口乾、尿多、常放屁。
生活保健及飲食配合事項	可配合熱敷、交流磁場、雷射針灸的照射。	少食肉，多食蔬菜水果、酵素、釀造醋或綠抹茶。
病名	重症肌肉萎縮症	靜脈曲張
症狀	手腳肌肉、神經逐漸萎縮。	腳部循環不良、有許多青筋隆起。
排毒反應（瞑眩反應）	關節會疼痛，宜逐漸加量較適宜，需長期服用。	部分地方會疼痛、脹，心臟跳得較有力。
生活保健及飲食配合事項	配合五穀雜糧及坐式八段錦強化五臟六腑。	使腳底的血液循環順暢，如腳底按摩、照射交流磁場、浸泡熱水等。

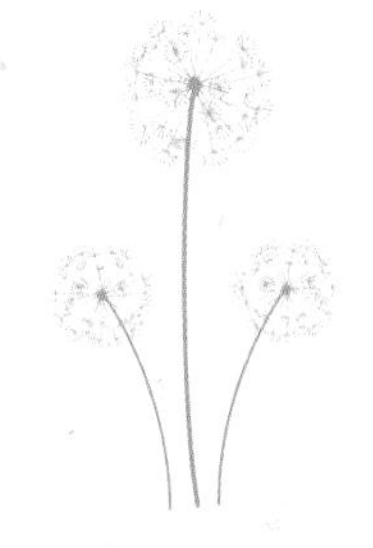

作者專欄

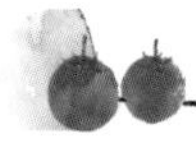

家母因為之前所述的諸多毛病纏身十多年，險象環生，高血壓常達200mmHg，低血壓達130mmHg，差一點腦溢血中風，每餐吃的西藥十粒以上，後因服食靈芝及吃一些較乾淨的食物而不再每年急診住院三、四次。若不幸二十六年前中風，不但家母痛苦，我們也要付出很多的心力及花費，二十多年的看護費、醫藥費至少也要近千萬，若是我不能上班需照顧家母，二十六年來我們又少了一份收入，加上我兩個女兒及姪子，三年的褓姆費至少也要一百萬元以上。

然而母親近二十七年來不但健康而且無怨無悔的持家，使我們不但無後顧之憂，更能享受天倫之樂，這一切只因用了一些乾淨的初級營養及三級機能食品，再加上我們的關心就可換來了，投資報酬率多高啊！更何況健康有時不是任何金錢可以買得到的，因此靈芝為我家省了龐大的開銷。

對於正在打拼的年輕人，靈芝無異是一帖救命仙丹，可避免過勞，隨時有強大的「即戰力」。對於退休人員而言，適度服用靈芝，可預防保健，健康活得久，才有意義，故靈芝是既能開源又節流的活命仙丹。

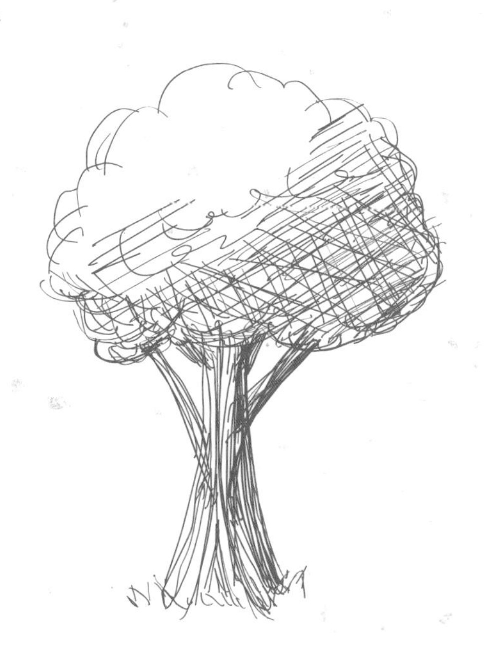

6.7 靈芝的循經排毒的現象

1954年李定忠教授等首次從心包經炎性線狀表皮痣發現經絡的現象，其書[10]中收集許多循經感傳（經絡傳導）的照片與相關研究，與古人的十四經絡（手及腳各六條經絡外加任督二脈共十四經絡）相符合。服用靈芝會排除體內毒物，除了從大小便及呼吸系統排毒外，最直接的是由皮膚排毒，尤其循經排毒就像循經感傳一樣，會沿著經絡走。

圖6.15至6.23是服用靈芝或樟芝後排毒的照片，其中圖6.16肝經排毒造成視網膜微出血是較少見的例子，因為肝經循經傳導會經過眼睛，故云「肝明於目」。圖6.16肝經沿腿部排毒（膽經也排毒）的現象非常嚴重，代表此人體內毒物太高所致。圖6.17是沿肝經至胸腹部排毒。

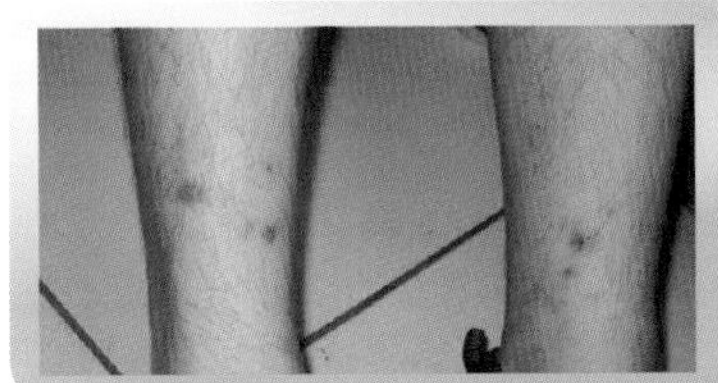

▲ 圖6.15　肝經沿腿部排毒

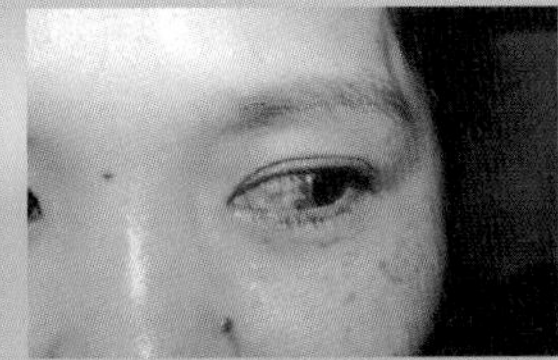

▲ 圖6.16　肝經排毒造成視網膜微出血

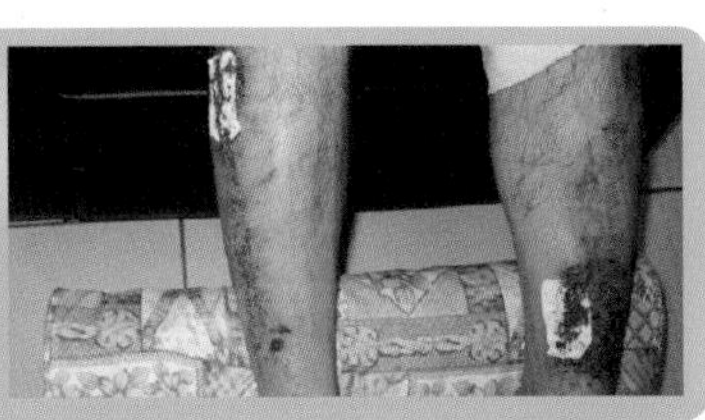

▲ 圖6.17　肝經沿腿部排毒（膽經也排毒）

圖6.18為肺、心包經排毒的現象。圖6.19為心臟不好而沿心經排毒的現象。圖6.20至6.23為不同的臉部排毒方式，亦代表不同的身體疾病或潛在問題，故每個人的排毒反應不同，其與經絡走過臉部的區域有關，如第11章所述，因此若服食靈芝或樟芝有類似現象則切勿害怕。反應說明如下：靈芝的瞑眩反應是複雜的，因應個人體質而反應，讀者可以根據個人需求快速查閱，但有時彼此有關聯，請多參閱幾次即可了解。

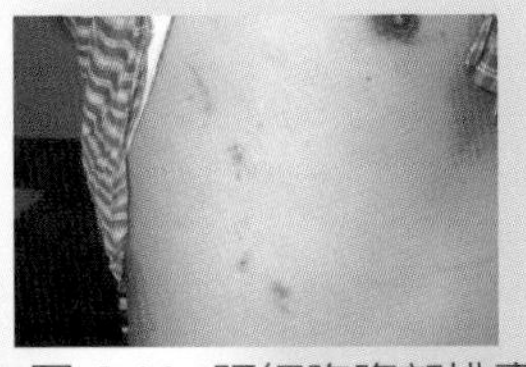

▲圖6.18　肝經胸腹部排毒

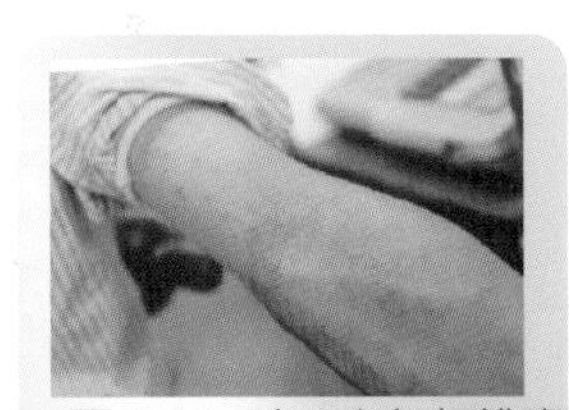

▲圖6.19　肺、心包經排毒

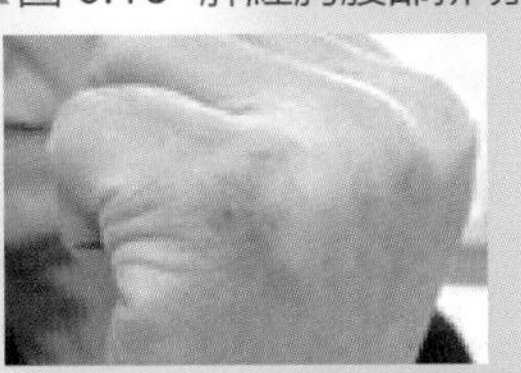

▲ 圖6.20　心臟不好沿心經排毒

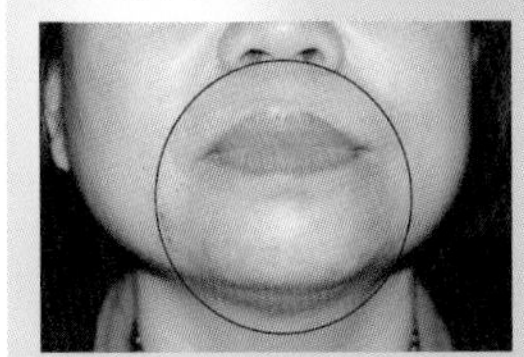

▲ 圖6.21　臉部排毒（1）（沿嘴巴邊緣）

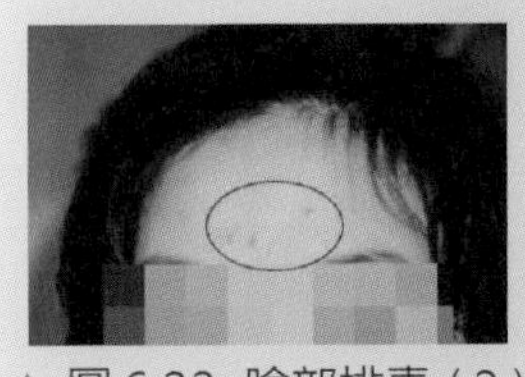

▲ 圖6.22　臉部排毒（2）

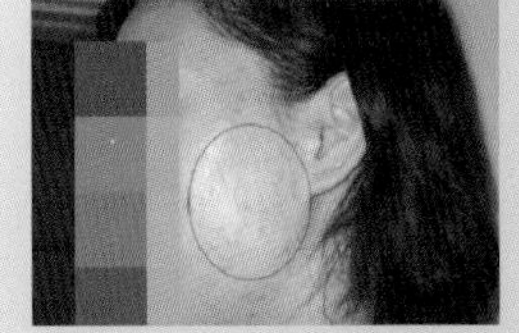

▲ 圖6.23　臉部排毒（3）

6.8 如何選購靈芝生品

武俠小說中才有所謂的「千年」靈芝，根據靈芝專家表示，99% 的靈芝為半年生的菌類植物，少數為多年生，但也極少會超過十幾年，與武俠小說所說的完全不同，古人沒有高倍顯微鏡，無法判讀靈芝，因此常將「猴板凳」（另一種菌菇）當成千年靈芝，加上小說及武俠片的渲染，才有所謂的千年靈芝，現代科學研究證實多年生的靈芝效果遠不及半年生的靈芝。由於靈芝的有效成分 80% 在充滿孢子的子實層，也就是菌傘內部絲狀部位（這是購買靈芝跟香菇一樣要選厚度大的原因），多年生的靈芝其菌傘蓋的生長層會繼續生長，但子實層卻會逐年萎縮或腐爛，因此有效成分隨著成熟期愈久而衰減，所以不是愈老愈有價值。

整朵靈芝雖然較好，但靈芝的形態很難辨認，雖可用下述的方法來鑑定，但並不是每一個人都是專家，稍一不慎就可能買到假貨，而且自己煮不但耗時而且常使靈芝的三萜類成分過度氧化，造成成分改變效果不佳，同時雖然大部分的靈芝無毒，但若保存不當發霉，或是不慎與毒菇混裝，都可能使靈芝出現毒性。

以目視

在選購上需選擇無發霉且無蟲蛀的為原料，所謂一級品的原料其直徑應有 12 至 20 公分，如圖 6.1 及 6.2 所示，厚度 1 公分以上，如圖 6.3 ，每朵 30 公克以上，菌管顏色為淡黃色，且無蟲蛀或發霉，可靠的菌種（毒性實驗完整）才安全，在煎煮的過程也要注意勿破壞成分才好，最好是請專人切碎，然後用密閉的鍋子熬煮，三萜類才不會過度氧化，失去其原有的價值。

依栽種方式

就栽培的方式而言，分成太空包及段木栽培、菌絲體發酵液等，一般以段木栽培的子實體較薄，太空包栽培的靈芝較厚，至於菌絲體發酵液只生產菌絲體部分，故效果與子實體大大的不同。臺灣種的靈芝大部分是太空包栽培的，有一些是菌絲體發酵，中國大陸則是段木栽培及太空包栽培皆有，日本、德國需仰賴溫室栽培，成本較高，子實體較小。不論是何種栽培的靈芝，或何種方式製造的成品，只要確定無攙雜任何中西藥或遭污染，長期服用皆有益人體的健康，只是成本及功效不同罷了。

至於如何分辨萃取濃縮的靈芝製品，請依下列幾個重點分辨：聞香、色澤、濃度、口嚐、用量。靈芝有其獨特的香味，只要打開膠囊倒入口中或泡在水裡聞其香味便可分辨，不同菌種的成分指標會有差異，但只限於某些成分較多或較少罷了，因此口嚐的苦味（三萜類）會有不同。

分辨濃縮物的好壞不只是製造廠符合GMP（良好的製程規範）外，所用的原料更是重要，若用三、四級的原料抽五倍濃縮、與一級品的原料做五倍的濃縮，其效果是差異很大的。廠商的原料是否做過完整的毒性試驗也是一個非常重要的選擇依據。在確定無污染且安全的產品後，不妨使用三至四瓶看看，如果有效果的話（瞑眩反應及症狀改善），至少吃個三至六個月，若肯定是好產品，且大多數的病症有所改善，就適合長期食用。

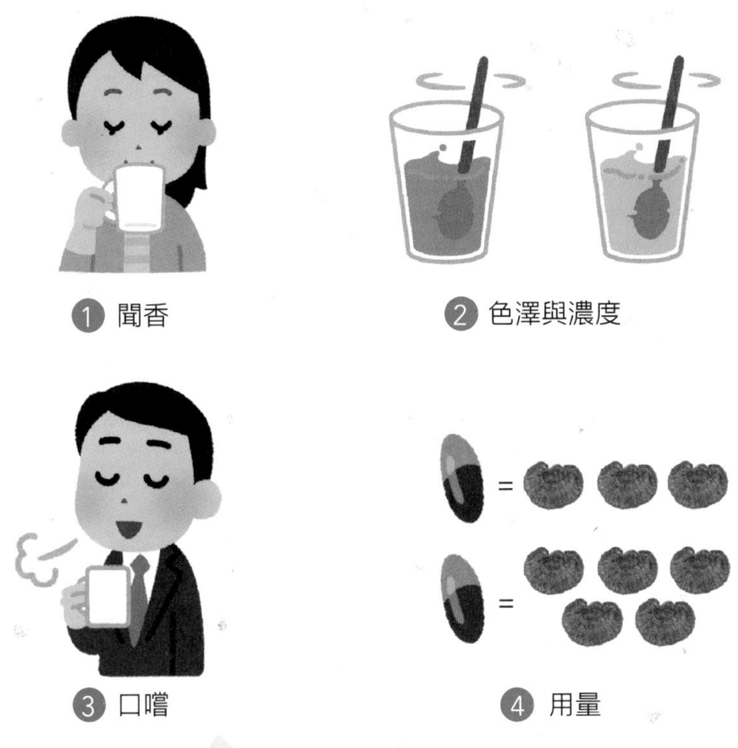

選購濃縮靈芝的方法

7

解毒抗癌之王：樟芝

7.1 樟芝的命名與分類

樟芝，學名為Antrodia camphorata，為臺灣特有種，是上天賜給臺灣最珍貴的天然寶物，菌種與命名是由臺北醫學大學蘇慶華教授完成。

樟芝本品亦屬多孔菌科，為臺灣特有之菌種，生長於保育類的牛樟樹上，又名樟菇、紅樟菰、樟窟內菰、牛樟芝或牛樟菇，是臺灣特有的真菌，它曾經被誤認為是靈芝屬，後來才確認其與靈芝是同科不同屬。

其僅生長在臺灣的牛樟樹上，為臺灣特有之國寶級上等藥材，十分珍貴，從尚未烘乾的野生樟芝每台斤叫價高達新臺幣10至30萬元以上，就可見其經濟價值及開發潛力，因此山老鼠的盜採時有所聞。

筆者剛開始接觸菌類食療時，也曾服用野生樟芝，對其功效的了解僅止於解毒及腸胃調整，還有保肝、抗癌的功效，因為其價格逐漸昂貴，且仿製品愈來愈多的情形下，一度列入觀察名單，直至有人能夠栽培量產後，且完成許多科學試驗證明其功效後，才重新接納它成筆者日常保健的食品，因為其抗癌的效果與過程是與靈芝截然不同的，有其獨特的地方，容後詳述。

根據民間流傳的說法及實際的見證，樟芝具有抑制或殺死癌細胞的功效，有安神的作用，且為上好之解毒劑，凡食物中毒、毒蕈中毒或冷熱邪氣、嘔吐、腹瀉、腹痛，甚至農藥中毒均有解毒作用，甚至有耳聞其對肝癌、腸癌、子宮癌之神奇功效。供藥用者以生長在老樟樹空樹幹內壁者為正品，採栽時需爬入樹洞內，有時難免有受傷及遭毒蛇咬傷之虞(如圖7.1所示)。

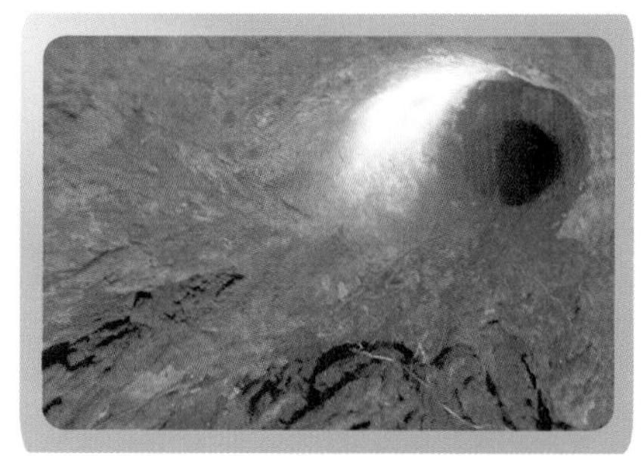

▲ 圖 7.1　牛樟樹內的樟芝

牛樟樹已列為保育類的林木，其本身具有濃郁之香氣，為優良之驅蟲殺菌劑，一般真菌不能生長其上，惟獨樟菰菌能生長其上，非常獨特，故許多人視為珍寶，若能有幸取得，絕不輕易示人。

作者專欄

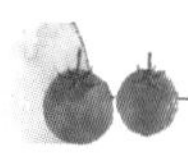

據許多服用者表示：不管以水煎服，或以用量為二玉米粒大小的樟菰於口中嚼碎，再用水吞服立即有效。而筆者也親身見證到它在急性腸胃炎的功效，令人稱奇。我的朋友蔡先生(國內某大洗衣劑製造廠的前廠長)全家更是以它煮水每天飲用，當它是抗癌的寶物呢！

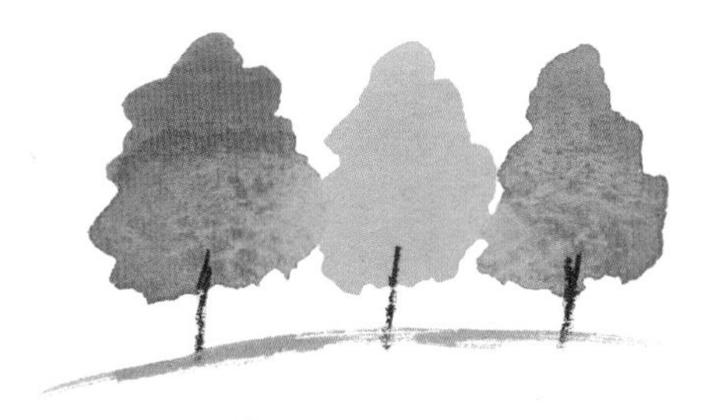

7.2 樟芝的栽培方式

樟芝目前被稱為臺灣市場上最昂貴的野生真菌，不少政商名流都在使用它來抗癌、防癌。早期樟芝的相關研究極少，現在的生物科技不但能培養出菌絲體，也能培養出與原始菌種DNA 分析接近99.99% 的固體了，畢竟固體栽培與菌絲體栽培的成分不同，效果也會不同，就如同吃香菇一樣，一般是吃香菇出菇的部分，亦即子實體部分，香菇梗則用於素食料理，根(菌絲部分)則棄之不用。樟芝也有好幾種菌株，野生未經人工培養的，特別要注意其毒性的安全性。

醫學界肯定「固體栽培樟芝是符合適應原的條件」，「適應原」必須具備下列四個條件：

1.沒有毒性，沒有副作用(nontoxic)。

2.作用為廣效性的。

3.具有使身體正常化作用(normalization)。

4.固體栽培樟芝能調整激發全身，使全身正常化達到體內動態平衡(Homeostasis)或自癒力(Self-curative power or self-healing ability)。

樟芝與靈芝都符合上述的條件，是安全且可全身調理的養生寶物，加上現代科學的驗證，以生物科技方法所栽培出來的樟芝，一定要經過下一節所提的各種毒性試驗，方可放心久食！

任何一種食品或藥品，能夠通過急性毒、亞急性毒、致畸毒及累積毒等試驗後，方可長期服用，如所述，尤其是第三項對人類不具有遺傳毒性則孕婦可以使用，不會導致胎兒畸形。使用或購買相關產品時，至少要確認這三項實驗。

1.急性毒試驗：顯示LD50 動物毒性試驗需完全無毒性。

2.28 天亞急性毒性分析：顯示不造成任何不良副作用。

3.致畸毒試驗：沙門菌逆突變測試、體外染色體結構變異分析、動物體內小核分析等皆對人類不具有遺傳毒性孕婦才可服用。

7.3 揭開樟芝的神秘面紗

樟芝的研究內容都以成分中的三萜類的化學結構為研究主題，療效研究上已陸續有許多相關的科學證據及專書[11]，野生樟芝與固體栽培的樟芝子實體（如圖7.2及圖7.3）做HPLC分析比對的結果，顯示三萜類的含量雖然不如野生樟芝，可是該有的成分都會出現，只要經過萃取濃縮的製程，固體栽培樟芝子實體的成分甚至可以超越野生樟芝（陳啟楨、藍蒼洲）。

透過學術研究，樟芝子實體的各種有利人類的成分陸續被分離出來，其功效也為學界所肯定，其與靈芝最大的不同處是靈芝調節身體免疫力來抗癌，樟芝是可以直接毒殺癌細胞而對正常的細胞沒有影響，兩者互補而相輔相成，茲摘錄2004及2008年有關樟芝子實體學術研討會[12][13]摘要論文以供讀者參考，讀者不需一次看完，可以分段、分時看完。至於筆者看過有關樟芝及靈芝的期刊論文（英文），為減少讀者負擔，目前不放入參考資料中，只摘錄重點，於文中講述或引用。

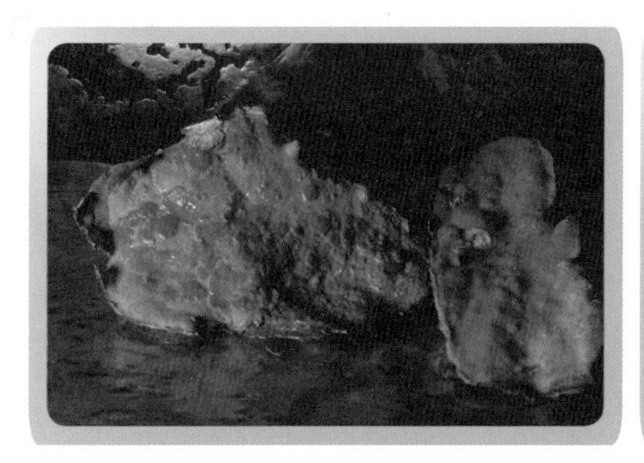

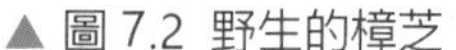
▲ 圖 7.2 野生的樟芝

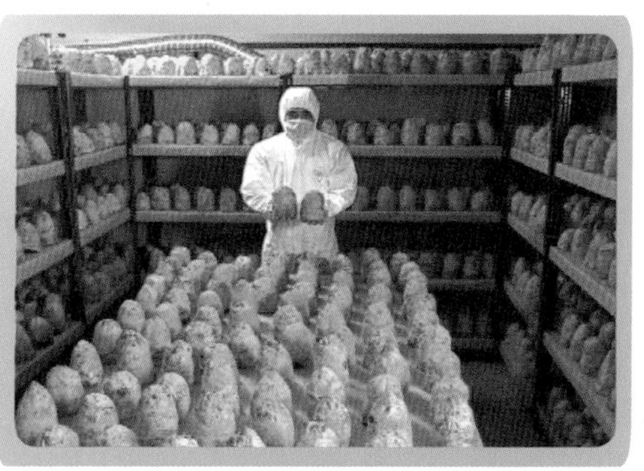

▲ 圖 7.3 固體人工栽培的樟芝

照片資料來源：偉翔生技開發股份有限公司提供

2004 年樟芝子實體學術研討會論文摘要

- **樟芝子實體固體栽培技術之開發及應用**

  （陳啟楨、藍蒼洲）

  樟芝固體栽培萃取物的總抗氧化力達7950μg/g ascorbic acid；抗子宮頸癌、肝癌、胃癌、乳癌及腸癌活性平均達80%左右；以老鼠作為急毒性試驗，LD50為2000m以上/Kg，顯示為無急毒性物質。

- **中草藥樟芝子實體之癌症逆轉研究**

  （陳佳鈺、蘇慶華、鄧文炳）

  在樟芝濃度1500μg/ml時，子宮頸癌細胞HeLa cell-0400逆轉效果幾乎可達100%。且短時間內逆轉的比例是快速上升的，因此可以推測樟芝對腫瘤細胞的作用，在短時間內就會發生抑制生長的效果。

- **樟芝子實體萃取物誘導癌細胞凋亡及加強CDA-2的抑癌作用**

  （詹錦豐、莊雙恩、姚智榮、劉芳、陳俊宏、董世瑋、曹巧吟、賴基銘）

  研究發現樟芝可以抑制人類肝癌細胞株Hep G2，Hep 3B及淋巴癌細胞株H9的生長。高濃度的樟芝（大於100μg/ml）可以引發癌細胞凋亡；亦發現合併使用樟芝及CDA-2（尿多酸鈦），可加強抑制癌細胞生長的作用。

- **樟芝子實體應用在腫瘤轉移模式動物上研究**

  （吳銘芳、許祐銘、賴玟伶、賴基銘）

  以B16F10（小鼠黑色素細胞）細胞株接種於SCID老鼠上作成肺臟轉移模式動物。發現樟芝或樟芝加CDA-2對腫瘤細胞有抑制生長的功能及阻斷細胞間訊息傳遞功能，以達到抑制腫瘤細胞的生長或使腫瘤細胞萎縮消失的功能。

- **樟芝子實體萃取物的抗氧化及保肝活性**

  （蕭哲志、許準榕）

  樟芝可明顯的降低慢性四氯化碳傷害所導致的小鼠血漿中的GOT與GPT值。

- 樟芝子實體萃取物之抗發炎的生物活性

(林建煌、童雅婷、謝翊翎、蘇慶華)

當細胞受感染或損害時，會產生大量的inducible nitric oxide synthase（iNOS）及cyclooxygenase-2（COX-2），樟芝子實體萃取物顯著抑制LPS所刺激之iNOS、COX-2之表現，故具抗發炎之作用。

- 樟芝子實體萃取物在癌症患者的臨床應用

(張根湖、賴基銘)

結合多靶點的CDA-2及樟芝子實體萃取物，與化學治療搭配，應用於肝癌及肺癌的病人臨床治療，除了降低抗藥性、加強化療的療效外，還可以抑制癌細胞的生長，延長患者壽命。

2008年樟芝子實體學術研討會論文摘要

- 固態栽培樟芝之抗腫瘤活性及安福黴素之共力抑癌作用

(蘇慶華)

研究結果顯示口服固態栽培樟芝與靜脈注射 Amphotericin B 對腫瘤抑制有加乘效果，無論在細胞實驗或動物模式下，其對大腸癌細胞或腫瘤均有極明顯的抑制作用。

- 固態栽培樟芝子實體生理活性成分研究

(郭悅雄)

由固態栽培子實體之甲醇萃取液分出70種化合物，某些化合物擁有抗發炎、抗腫瘤、癌症逆轉以及抗肺部纖維化蛋白之表現的功能。

- 人工栽培紅樟芝子實體活性分層對肺癌細胞分子多靶向抑制之研究

(姚智榮、葉鵑鳳、顏建隆、李奇翰、葉淇臺、莊雙恩、賴基銘)

紅樟芝子實體的活性分層HS7，透過細胞週期調控與對Akt/m TOR, Stat3, MEK/ERK等重要的訊息傳遞路徑的抑制，降低肺腺癌細胞轉移的潛力。

- 人工栽培紅樟芝子實體萃取物其活性分層消除類癌幹細胞之研究

(葉淇臺、葉鵑鳳、張智凱、姚智榮、顏建隆、李奇翰、莊雙恩、賴基銘)

近來研究發現傳統癌症治療失敗的原因之一是無法消滅癌細胞群中少數

癌幹細胞，本研究以配置紫外光雷射的流式細胞儀可以成功分離具有類似癌幹細胞特性的側群細胞（side population cells），自紅樟芝子實體粉末萃取得到的萃取物OE、OH 及HS7 可以消除Huh7 及A549 細胞株中之側群細胞，進而抑制其生長及群落形成的能力，具有消除類癌幹細胞的活性，對未來肝癌及肺癌的治療帶來新的契機。

- 樟芝萃取物對化療動物造血機能之影響

（蔡宗麒）

研究發現樟芝的萃取物對於骨髓的造血功能具有保護與提升的作用。不論體外或體內試驗部分，結果顯示樟芝的水萃取物對於骨髓細胞的增生具有顯著促進的效果。

- 樟芝子實體萃取物對於保護及修復受損組織及器官的作用

（Dr. Robert. MLevin 、林鼎淯）

口服樟芝，能保護膀胱經誘導產生局部缺血／再灌注之兩種嚴重障礙兔子的膀胱，樟芝能增強其膀胱生理收縮功能，並提升肌漿內質網Ca+-ATP 酶活性（代表粒腺體的功能，也就是身體的能量源）。

- 兼具癌症預防與治療的牛樟芝

（王瑋婷、鄧文炳）

肺癌細胞富含CXCR4 遷移分子，促使肺癌細胞遷移至其他器官，因此，如果能抑制CXCR4 之表現量，則可降低肺癌之侵略性；研究顯示H441GL 非小細胞肺癌細胞株經由樟芝酒精粗萃取物處理過後，能誘發細胞凋亡與調控細胞週期停滯於G1 時期，明顯的抑制肺癌細胞生長作用，並降低CXCR4 的基因及蛋白質表現，抑制肺癌之遷移性（Cell migration）。

研究顯示HeLa 子宮頸癌細胞株分別處理樟芝水溶液和樟芝酒精粗萃取物，皆能降低磷酸酶活性，樟芝水溶液亦能增強抗癌基因 p53 表現趨勢與抑制致癌基因E6/ E7 表現。

- 人工栽培紅樟芝子實體生物活性回顧及臨床應用之展望

（賴基銘、姚智榮）

樟芝具有活化過氧化物增值因子活性受體Gamma（Peroxisone Proliferator-Activated Receptor Gamma, PPARγ）的作用，結果確實證明樟芝可以活化PPARγ，也部分解釋了樟芝的抗癌作用。

綜上所述：樟芝的研究成果最多的是抗癌的作用，但它於其他方面的功效也陸續被印證，例如，抗發炎、骨髓的造血功能具有保護與提升的作用、器官修復、保肝等，其與靈芝有許多相似的地方，甚至瞑眩反應也是一樣的，在此不贅述；但值得一提的是樟芝的抗癌效果是直接的，而靈芝是間接的，靈芝是提升自體的免疫系統來抗癌，而樟芝則是藉由阻斷癌細胞的信息傳遞、消除癌細胞的活性、抑制癌細胞的遷移分子等，以達到抑癌的效果，因此兩者都服用的話，抗癌、防癌的效果更是優異。樟芝與靈芝不同處如表7-1。

表7-1 樟芝與靈芝不同處

	樟芝	靈芝
學名	Antrodia camphorata	Ganoderma lucidium
分類	多孔菌科、薄孔菌屬、樟芝種	多孔菌科、靈芝屬、靈芝種（依型態分多種）
外型	板狀、無固定型態	有柄、菌傘（下方有孢子）
色澤	黃色或橘紅色	漆樣光澤
味道	氣芳香、味辛苦	味稍苦
三萜類指紋含量	估計200多種	單一品系的靈芝約20至50種，不同品系總合有200多種
三萜類含量	10至45％	1至3％
多醣體含量	1至2％	1至2％
相對價格	高	低
產地	僅臺灣才有	臺灣、中國、日本、美國、韓國等

7.4 樟芝對人體的作用

樟芝成分相當豐富，其中樟芝三萜類、樟芝幾丁質、樟芝多醣體以及微量元素對人體貢獻相當大，將說明如下：

「樟芝三萜類」對人體的作用

結　構　首先，菇類苦味來源由30個碳組合而成的化合物。其二，發現200種以上之樟芝三萜類種類。

作　用　誘導癌細胞凋亡（抑制癌細胞產生新生血管；啟動抑癌基因／癌症逆轉）、抗發炎、修復受損肝細胞（預防及改善肝纖維化、改善脂肪肝、降低肝指數）、抑制組織胺的釋放、抑制血管緊縮酵素ACE的活性、抗氧化、免疫調節。

貢　獻　防抗癌、防癌、改善身體發炎情形（如紅腫熱痛）、保肝、預防及改善過敏、調節及穩定血壓、美白、淡斑、除皺、適度增減免疫機能。

「樟芝幾丁質」對人體的作用

結　構　構成單元類似葡萄糖，但聚合體結構則與植物纖維相似。

作　用　首先，在體內以帶正電的陽離子形態出現，可與膽酸和膽鹽結合，因而抑制小腸對膽固醇的吸收，不但會減少膽固醇在肝臟的堆積量、也可降低膽固醇含量，因此對於預防動脈硬化及心血管疾病有很好的效果。其二，可促進腸內有益菌叢的繁殖抑制有害菌叢的滋生，及減少大腸菌生長的機會，因此可以達到健胃整腸的功效。其三，可吸附體內的重金屬，並排出體外。

貢　獻　降低膽固醇、降低血脂肪、改善消化機能、減少神經性病變或器官功能失調等後遺症。

「樟芝多醣體及微量元素」對人體的作用

結　構 由數十萬到數百萬單醣類組合而成稱為多醣體。而有效成分為β-D葡聚醣。

作　用 可刺激身體巨噬細胞、T淋細胞、B淋細胞及自然殺手細胞，來增強免疫系統進而達到抗癌的功效。此外，輔助自由基中和系統，進一步清除自由基，讓細胞免於自由基之傷害。

貢　獻 防癌、抗癌、預防感冒、抗老化、提高身體機能、預防慢性疾病。

樟芝的作用

總結樟芝的作用包括以下幾項重點：

保　肝 由動物實驗中證實，樟芝對肝臟受損之動物，能降低其GOT及GPT，具有解毒作用，可促進肝細胞再生，對現代常熬夜及飲酒的人具有一定的肝臟保護作用。

免　疫 樟芝可促進小白鼠巨噬細胞的活性，因此對防癌抗癌具有療效，此外樟芝亦影響T4淋巴細胞而改變細胞的免疫功能，對於免疫功能日減減弱的老人有預防的作用。

抗　癌 最新的研究更顯示，除了上述的免疫作用外，樟芝多醣體中特殊的glucan成分，且必須有C-6側枝，(1-3)-β-D-glucopyranosyl-(1-3)-A-D-glucopyranosyl之結構，才有抗癌的作用；如有Polyol基接(1-3)之連接體價之結構可增加抗癌效果，而樟芝多醣體中皆有這些成分。

降血壓 主要為lanostane類之衍生物及某些三萜類化合物，可以抑制血管收縮素反轉脢(Angiotensin converting enzyme, ACE)而達到降血壓的目的。另外，三萜類化合物亦具有抑制組織胺(Histamine)釋放的作用，此乃是抗過敏的主要機制，對於現代人的過敏無疑是一帖仙丹妙藥，因為它的毒性試驗完整，比起其他的抗過敏藥安全太多了。像我小時候的氣喘及蕁麻疹，在服用靈芝與樟芝的產品至今27年未曾患過。另外多醣體中β-glucan之結構則有降低膽固醇之功能，對現代過胖的人也是一項有益的選擇。

降血糖 主要為多醣體中glucan(葡聚醣)之結構化合物，除具降血糖之功能外，亦具有抗發炎的作用。

降血脂 為多醣體中β-D-glucan之結構，有降低膽固醇及血脂之功能。

- 調節新陳代謝、延緩衰老和舒緩長期疲勞及壓力所引起的機能衰退，疲倦無力者。
- 預防和清理面部皮膚色素、沉積及減少黃褐斑、蝴蝶斑、青春痘及化妝過敏等皮膚疾病。
- 對菸酒過多人士，將多餘的尼古丁和酒精分解，加速排出體外。
- 預防阿茲海默症。

7.5 與癌症和平相處不是夢

臺北醫學大學鄧文炳教授表示，癌細胞演化可分四部曲。當正常細胞在遺傳、化學物質、放射線、病毒等致癌因子影響下，即有可能進入「誘發期」；當上述影響的效應擴大，就會進入「促進期」；在發炎、內分泌及營養物質等病變因子持續刺激下，隨即進入癌前病變的「變化期」；一旦癌細胞侵入或轉移到其他器官，就進入所謂的「轉移期」。

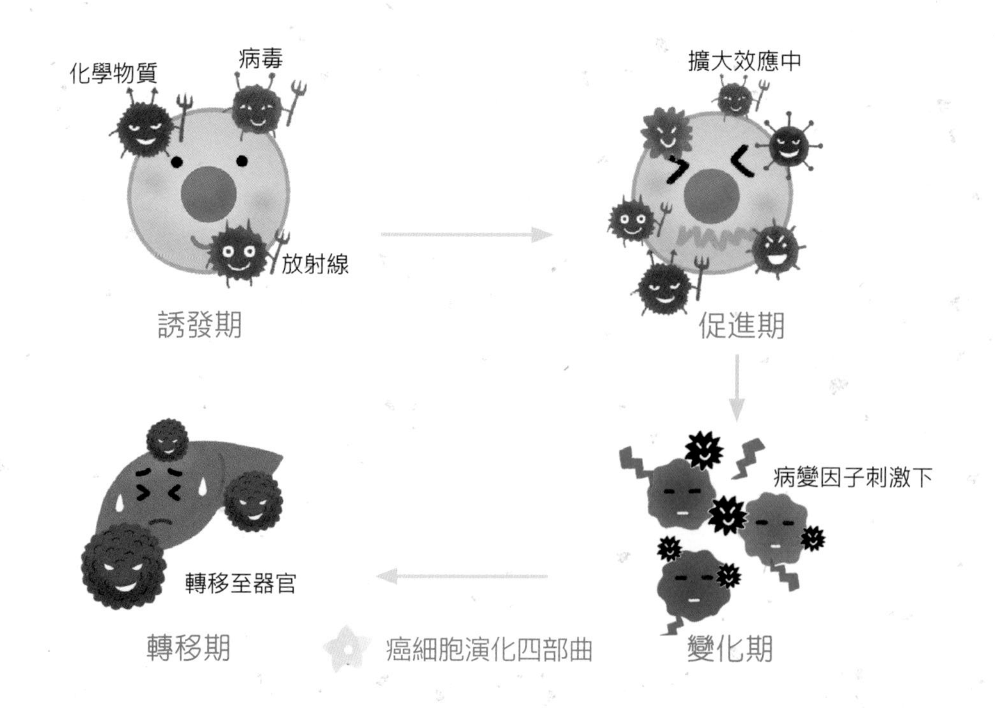

癌細胞演化四部曲

當整個演化過程還停留在促進期及變化期之間時，仍屬可逆階段，可經化學預防療法予以阻斷。若未及時因應，致使癌細胞演化進入變化期，癌細胞就會適應人體的內在環境，且能避開免疫體系的攻擊。更可怕的是，此時癌細胞會「召喚」幹細胞過來，為其所用，比如幫癌組織製造血管、內質細胞及毛囊等腫瘤擴大蔓延所需的物質，其行徑有如武俠小說中的「吸功大法」。鄧文炳教授強調應將癌細胞演化阻隔在促進期，不容越雷池一步。

如何才能把癌細胞困在促進期？鄧文炳教授提出了「癌症逆轉」的觀念。他形容這是「人癌共生」的境界。他說，日本極富盛名的「金銀婆婆」過世後，醫師發現她們體內竟存在多種癌細胞，在在顯示長久以來癌細胞和正常細胞確實和平共存在一起，井水不犯河水，日本也因此有「長壽癌」的說法。

腫瘤抑制基因有很多種，p53 及Rb（網膜芽細胞癌基因）即為當前最有名的兩種，只要能善用這些腫瘤抑制基因，就能讓「癌症逆轉」發揮功效，達到延年益壽的目的。牛樟芝可增加p53 數量並增強其表現，具有「癌症逆轉」功效（如圖 7.4），樟芝三萜類對癌細胞產生抑制作用，經流式細胞儀進行細胞週期分析，發現不同於傳統「直接殺死癌細胞」的癌症治療方法，而是讓癌細胞不表現腫瘤特性，甚至於恢復成相當程度之類正常細胞即稱「癌症逆轉」。經過進一步分析發現，這些功效來自於牛樟芝的三萜類成分，而且也得到不少研究的證實，期刊論文繁多，讀者有興趣可以上學術Google 查詢。

圖 7.4 中第一階段的正常細胞在接受外物刺激後產生損傷，進入第二階段，然後進入第三階段的腫瘤，最後變成第四階段的惡性腫瘤，而腫瘤抑制基因p53 的增強，將使癌細胞逆轉，由第四階段惡性腫瘤回復至第三階段的腫瘤，甚至回到第二階段。

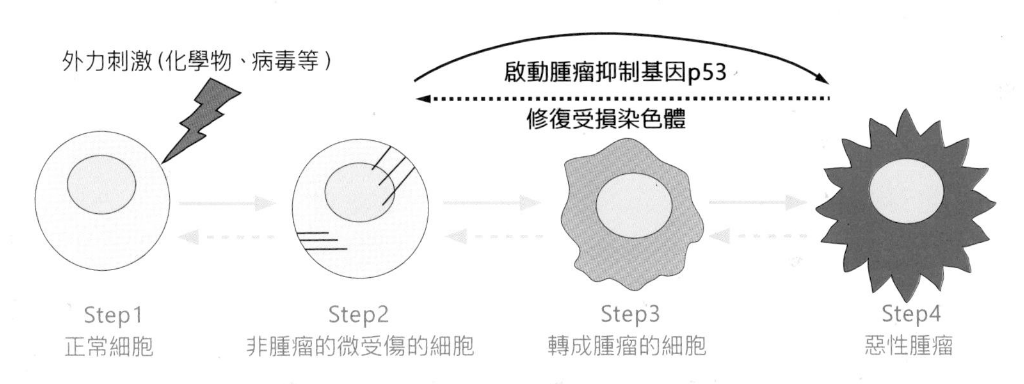

圖 7.4　細胞演變成惡性腫瘤及逆轉的示意圖

另外，樟芝可以抑制基質金屬蛋白酶（Matrix metalloproteinases, MMPs）的活性因而調控癌細胞的侵犯與轉移，這樣可以降低惡性腫瘤的侵略性及轉移的機率，此研究成果是由蘇慶華教授於2005年發表，期刊名稱《癌症彙報》(Cancer Letters)，其作用示意圖如圖7.5。四種內肽酶（Eendopeptidases）：絲氨酸（Serine）蛋白酶、胱氨酸（Cystine）蛋白酶、天門冬氨酸（Aspartyl）蛋白酶、基質金屬蛋白酶，四種都和以上的腫瘤發生、傳移過程有關。而MMPs是腫瘤發生過程中四種蛋白質水解酶（Proteases）最重要的一種。

我們從示意圖7.5中，可以看到MMP是腫瘤細胞穿過組織細胞所需的物質，樟芝可以抑制MMPs，也就可以抑制癌細胞的侵犯與轉移！

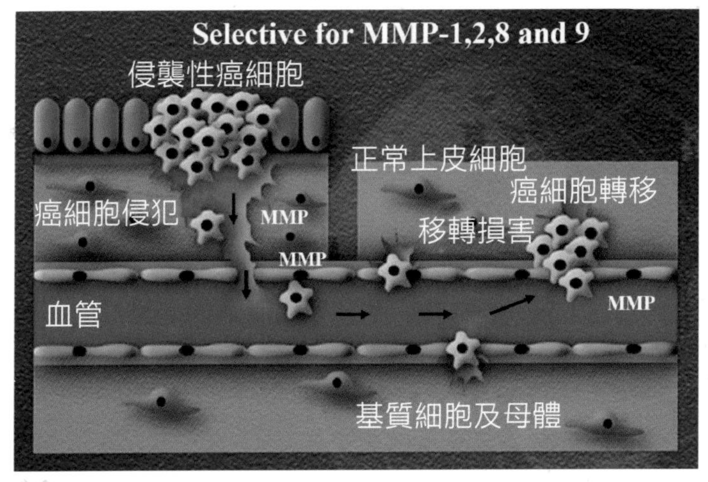

圖7.5　蛋白質水解酶（MMPs）幫助腫瘤擴散的過程

照片資料來源：偉翔生技開發股份有限公司提供

另外值得一提的是國立臺東專科學校王李春（Li-Chun Wang）等人的研究：在先前的體外研究中，樟芝的菌絲體被證明可以保護神經元細胞，並且還具有對抗具神經毒性的乙型類澱粉蛋白（beta amyloid, Aβ），Aβ會提高阿茲海默症的風險。然而在體內的研究中，菌絲體與子實體的比較尚未研究。這項研究分別以體外模式及體內模式去比較樟芝子實體及菌絲體效果：體外模式是以被Aβ破壞的神經細胞模式(由PC-12細胞處理Aβ40

誘導而成），觀察子實體及菌絲體對Aβ40所誘導的神經細胞毒性之減輕效果；體內模式是以有阿茲海默症症狀的動物模式（透過持續注入Aβ40到腦中誘導而成），觀察記憶受損情況。

研究結果顯示子實體具有較強的抗氧化及抗發炎能力，以抑制神經細胞毒性。此外，過度磷酸化的tau蛋白（p-tau）表現，被稱為重要的阿茲海默症風險因子，在體外以及體內試驗中是子實體可以抑制p-tau而不是菌絲體。這些比較支持為什麼子實體跟菌絲體相比可以更顯著改善阿茲海默症大鼠的工作記憶能力。因為阿茲海默症病患愈來愈多，樟芝子實體可以有效預防，故宜提早服用。

樟芝及靈芝的抗癌效果是無庸置疑的，但是也不可能當肝癌腫瘤達16公分大小時，還能保證救回來，或許可以延長一點壽命，或者讓患者較好離開人間，免受許多折磨。雖然現在醫學很發達，各種設備齊全，但是往往還是有漏洞的，有一位醫生每年健康檢查皆正常，隔年發現是肝癌，怎不令人震驚呢？因此每天吃一點樟芝及靈芝是抗癌必要的功課。加上乾淨的初級營養及適度運動，那麼罹癌的機率就會下降，生物能也會提高，可以多一點時間陪家人，或者把工作做好一點，或者多做一些善事以積功累德，如此可造成良性循環，愈活愈健康愈快樂。以我個人的經驗，每天服用2至4粒的相關產品，可以增加一至兩小時以上的工作效率，也可以說是生活效率，若是配合乾淨的初級營養學及晚上減食，每天可以比以前至少多出三小時的工作效率。一年就多出一千小時以上，如此日積月累，焉有不成功的道理！

靈芝及樟芝是更特別的「三級營養」保健食品，因為他們是全方位的保健，從小至嬰兒，至成人，到老人都可以適用，功效涵蓋最廣，也是其最有價值的地方，其可以與任何的治療方式一起配合，用法、用量更是有彈性、也不用學會那麼深奧的辯證論治，不相衝突，實是現代人的仙丹妙藥啊！因此，向讀者大力推薦！

作者專欄

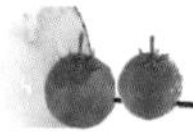

1. 民國87年我曾任職於國立勤益科技大學創新育成中心，當時我祕書的母親得到大腸癌，直徑約4公分，在服用樟芝三週後，於太平市的803醫院複檢時發現竟然不見了，只剩下類似潰瘍組織，足見樟芝的抗癌效果。
2. 內人的同事杜小姐，於脾臟附近的動脈上長出惡性腫瘤，因為太靠近血管以致不能開刀，其每天服用12粒樟芝及靈芝，亦配合化療，經過幾個月後，腫瘤消失，一直至今十五年而未再發生，其仍然每天服用以保健抗癌，現在既可上班，亦有一個幸福美滿的家庭。
3. 我的學生鄒小姐，因為子宮內部肌瘤及外部肌瘤（懷孕後直徑曾達14公分）困擾多年，懷孕後發現影響胎兒生長，每天認真服用12粒樟芝及靈芝，陸續順利生下兩位健康的寶寶，而今已九年多，肌瘤已縮小至幾公分大小。
4. 我學弟的父親因為罹患肺腺癌末期，但經過服用樟芝與靈芝複方的產品後，已經奇蹟式地活六年了，每次定期回診，醫師都會給他豎起大拇指，起初，孫先生以為是讚美他的存活奇蹟，後來問醫師，醫師告訴他，除了「讚」！還有別的意思，就是第一名，因為跟他同一期所有肺腺癌的患者（約莫二十位，有年輕三十多歲到七、八十歲的）都已經離世了，因此他是第一名也是唯一的倖存者。

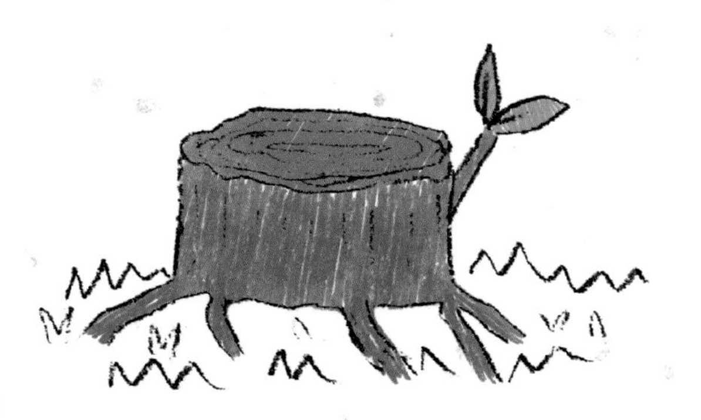

養生筆記

PART
IV

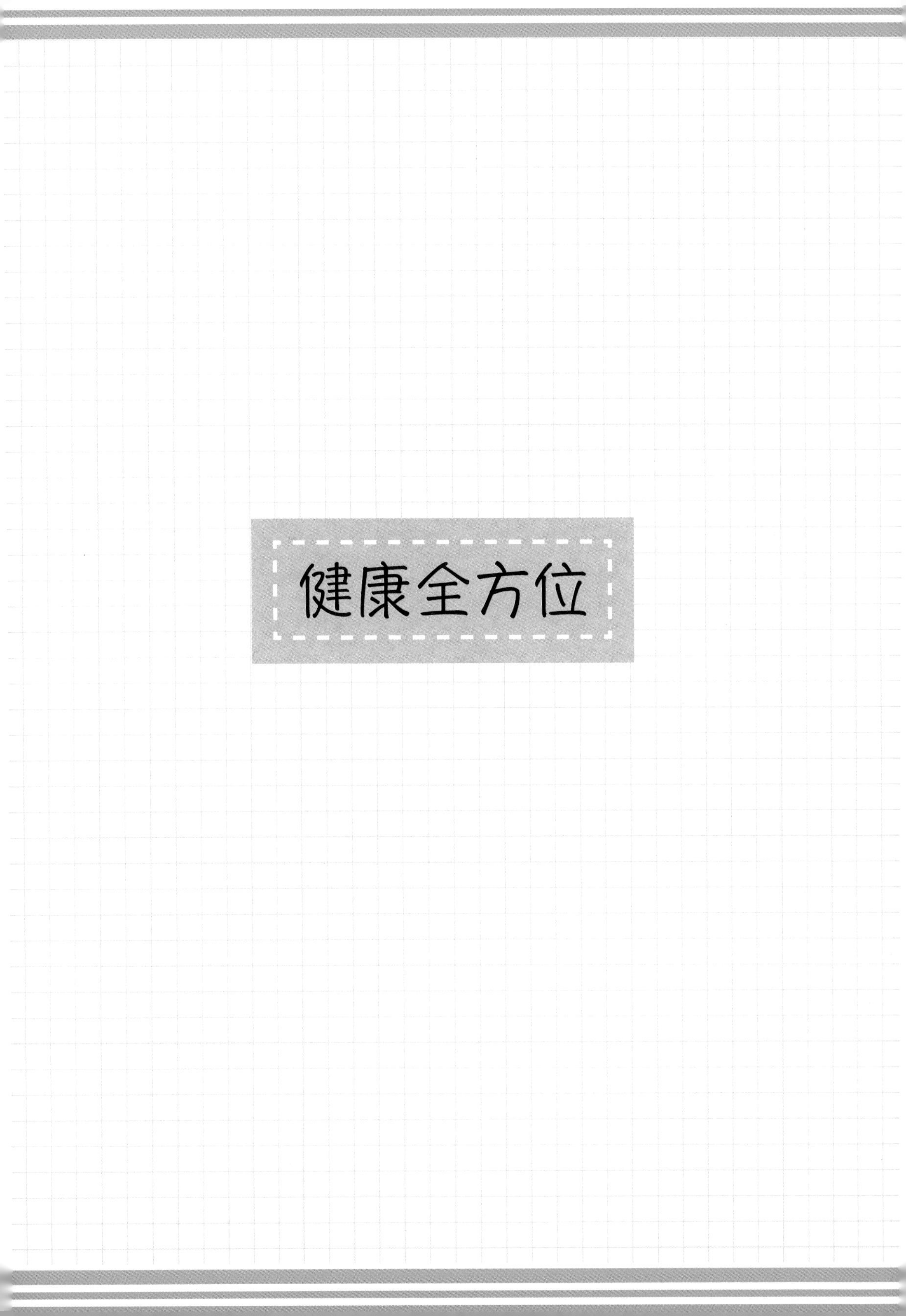

健康全方位

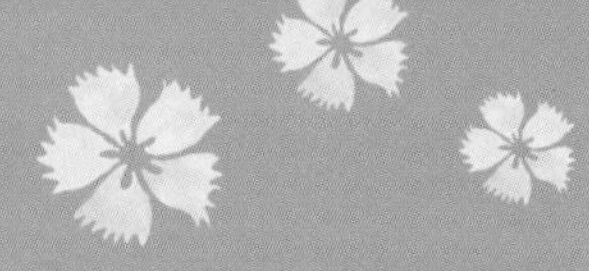

8 抗老的關鍵：抗自由基氧化物

英國研究顯示：人類不同器官老化年齡不同，例如，大腦在二十歲就開始衰老，大腦中的神經細胞以每天約一萬個的數量逐漸減少，這會造成我們大腦的記憶力、協調性及其他功能變差，這也是讀書求取功名要趁年輕的主要原因，另一個會引起大腦提早老化的原因是體內的自由基太高，各個器官會加速老化。

另外肺部也是從二十歲開始衰老，隨著年齡變大，肺活量會逐年下降，因此養成固定運動的習慣，使胸部擴大、肺活量增大也可延緩老化，運動也可強化免疫系統，尤其是胸腺、小腸、脾臟等，這樣比較不會因為小感冒而變成肺炎，或者得到肺癌。

心臟則是從四十歲開始老化，四十五歲以上的男性和五十五歲以上的女性心臟病發作機率增大。運動也是要隨著年齡的改變而改變，不可認為年輕時可以做的運動到老年時也可以做，一定要改，否則風險大增。

自然的老化速度是可以減緩的，其中一個非常重要的因子就是體內的抗自由基氧化物，自由基氧化物是一種能夠消滅侵入體內的細菌、黴菌、濾過性病毒、異物等的化學物質，但在體內過量時反而會攻擊、破壞體內的組織；另外過氧化脂質則為自由基對體內脂質進行反應而產生。

1970年至今超過上萬篇的臨床醫學研究報告顯示，人體疾病有百分之八、九十（約二百種）都是因自由基及過氧化脂質過量所引起。但人的年紀超過三十歲，或身體狀況不佳時，身體產生超氧歧化酶（SOD）的能力就逐漸減弱，而引發許多自由基傷害的症狀。為確保能預防現代文明病、抗衰老及美容的改善，自體外攝取SOD來消除超氧自由基O_2^-，且同時攝取維他命B群、C及E等抗氧化物，來徹底消除其餘的「·OH」及「$^1O_2$」等自由基是必要的。這些抗氧化物一定要天然存在於食材中才好，盡量不吃一粒就包含所有營養的維他命，因為加工過程，營養已經不是原來的面貌了。

當然也有人天生的抗老化能力很好，對此需求就不會很高，但是那畢竟是少數人，絕大多數的人是無法抵抗自然的衰老，而且不運動且飲食過度的人居多，觀察您自己及父母親一天一天的衰老，驀然回首都不是當年身強力健的人了，如何才能幫助自己及父母親減緩老化及避免慢性病的侵害呢？靈芝、樟芝、SOD及其他抗氧化物等，可消除自由基與過氧化脂質而能抗老化及預防現代文明病，值得我們去深入了解的。

8.1 人體常見的自由基

自由基學說是英國Harman於1956年最早提出的，該學說認為自由基攻擊生命大分子造成組織細胞損傷，是引起機體衰老的根本原因，也是誘發腫瘤等惡性疾病的重要起因[3]。我們無時不刻都在呼吸，在呼吸及消化的過程，緊張、壓力以及感染疾病時，就會產生許多的自由基化合物，以下全部簡稱「自由基」（free radicals），它是一種氧化物或衍生物但帶著不成對的電子，本身極不穩定，很容易以補獲電子的方式，來破壞其他細胞的電位平衡，例如，對細胞膜、蛋白質、脂質、核酸等種種的破壞，因而造成退化性或老年常見的疾病。

人體有許多種自由基，常見的有下列幾種形態：單元氧（Singlet oxygen $^1O_2$），超氧化物自由基（Superoxide anion radical O_2^-），氫氧自由基（Hydroxyl Radical ·OH），過氧化氫分子（Hydrogen peroxide H_2O_2），烷過氧基（ROO ·）及氫過氧化物（ROOH）等。

超氧化物自由基若有足夠的SOD存在則可加速自然分解速度達一萬倍；中間產物過氧化氫則靠身體本身兩種酵素再分解為水及氧(這是服食靈芝、樟芝或SOD可提高身體內含氧量的原因之一)；氫氧自由基、單元氧可由β-胡蘿蔔素（β-Carotene）及維他命E來排除。其中過氧化脂質係細胞脂質受到超氧化物自由基O_2^-與·OH破壞，無法從腎臟排出，滯留體內，但可由β-胡蘿蔔素（β-Carotene）及穀胱甘肽過氧化物酶（GSH-Px）、維他命E來排除。

超氧化物歧化酶（SOD）能清除O_2^-，同時生成H_2O_2，H_2O_2又可被過氧化氫酶（CAT）清除生成H_2O和O_2。其反應式為表8.1中第一及第二項，過氧化氫酶（catalase, CAT）是在生物防禦系統的關鍵酶之一，普遍存在於幾乎所有能呼吸的生物體內，在動物體內則集中在肝和紅血球中，這也說明肝臟功能好，人體解毒功能就會好的原因。而維他命C、E及β胡蘿蔔素則可以分解單元氧（$^1O_2$）及氫氧自由基（·OH）。另外，穀胱甘肽過氧化物酶（GSH-Px）則主要存在身體的粒腺體和細胞質中，GSH-Px除可清除脂類過氧化自由基（ROO & ROOH）外，亦可清除H_2O_2，也就是說細胞能力愈好身體的解毒能力就會愈好，皮膚就會愈好。

表8.1 主要的自由基毒素與抗氧化物的作用

自由基毒素型態	化學式	解毒抗氧化物
超氧自由基	$2O_2^- + 2H \rightarrow H_2O_2$	SOD
過氧化氫	Catalase $2H_2O_2 \rightarrow 2H_2O + O_2$ Glutathione	Catalase， Glutathione Peroxidase
單元氧	$^1O_2$	Vit C、E、β-Carotene
氫氧自由基	·OH	Vit C、E、β-Carotene
脂類過氧化自由基	ROO & ROOH	GSH-Px

8.2 自由基的形成因素

「自由基」形成的因素有內在與外在兩種：

內在的因素

就是中醫講的七情六慾，我們身體在正常代謝時就會產生自由基，例如，自然的老化、呼吸、精神上的壓力如緊張、情緒焦慮、急躁、忿怒（情緒過度激動後很疲勞，就是自由基及毒性偏高的結果）；過度疲勞（如劇烈運動或熬夜後，自由基及毒物代謝不完）、營養不良（消化系統運作不完全）、心臟血管的循環障礙等。

外在的因素

食品添加物，污染的空氣（如車子廢氣及室內裝潢的甲醛等）、污染的水質，過度曝曬陽光[這是我們照射陽光過多時會很疲憊的原因，因為光會使氧（O_2）變成超氧自由基（O_2^-）]，電腦、電視的輻射傷害；化學物質及藥劑的濫用，菸害(包括抽菸及二手菸、廚房油煙，菸害所產生的自由基也是非常高的)、喝酒；撞擊或其他傷害等。

然而，自由基也有好的一面，自由基是機體正常的代謝產物，對維持機體正常的代謝必有一定的促進作用，主要是以下幾點[3]：

1.增強白血球的吞噬功能，提高殺菌效果。

2.促進前列腺素的合成。

3.參與脂肪加氧酶產物的生成。

4.參與膠原蛋白的合成。

5.參與肝臟的解毒作用。

6.參加凝血酶原的合成。

因此適量的自由基是維持機體正常代謝的重要生理作用，身體有其自動調整機制，但是一旦偏多時就會對正常的細胞產生傷害，因此，針對高自由基的族群，如抽菸的人、過勞的人、中老人等，需要補充適當的自由基清除劑，以延緩老化，這些自由基清除劑適合平時少量服用，慢性病自然少。

8.3 SOD的研發

協助人體抗氧化物作用的營養物有維他命E、B群，礦物質等。但是缺乏SOD的話略遜一籌，世界各國研究它已具相當的成果，早經過臨床醫學階段，而靈芝及樟芝亦含有SOD，許多實驗也證明它的存在，也為靈芝及樟芝能延緩老化的作用找到答案。許多國家早期皆有食用發酵的食物，隱約感覺它似乎有某種力量可抗老化，但是只知其然不知其所以然，而現代醫學進步，才知道是SOD的緣故。

如前所說，自由基學說是英國哈曼（Harman）於1956年最早提出的，但1981年德國才首先使用SOD於炎症疾病，效果優良。而於1987年日本化藥株式會社（Nippon Kayaku）進行心臟疾病之SOD治療臨床實驗。接著日本開發SOD將其使用於健康食品及化妝品。後來美國哈佛大學醫學院證實，以SOD可預防及降低罹患心臟與血管疾病的機率。美國癌症中心（NCI）更建議使用SOD預防癌症與心臟及血管疾病。

我們國內的研究成果也相繼出爐，如呂鋒洲教授的研究，證實穀物萃取SOD有抑制痛風與老化作用。但是大分子的SOD，分子量較大，其不易被腸吸收，且易被胃酸破壞；若以注射方式，則易被排出，且恐怕不是常人願意每天去做的。

較優異的天然SOD是由天然穀物、胚芽及經生化工程研製出，分子量小，可被人體迅速吸收，其LD50>5000mg／kg，若能與花粉一起服用更好，花粉自己也有SOD，其均衡營養素可增強SOD的活性，更有效果，這也是坊間一般吃靈芝配花粉的原因之一，另一個原因是靈芝或樟芝是三級機能性食品，增加身體的新陳代謝，此時細胞需要較多的營養，配合花粉服用正好補足不夠的營養，瞑眩反應也較輕微。

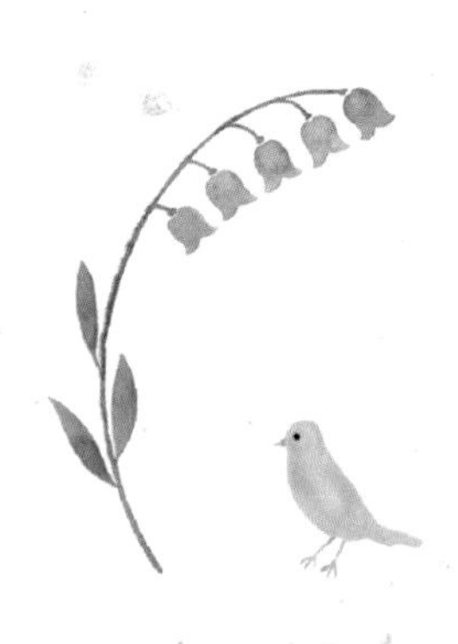

綜合有關SOD的文獻報告，其有下列功能：預防人體機能的老化、增加免疫力；預防動脈硬化、高血壓、心臟、血管疾病、老年癡呆症、巴金森氏病的產生；預防白內障、風濕性關節炎、退化性關節炎；抑制痛風的產生；防止腦出血、中風的現象；防止皮膚老化、黑斑、雀斑現象；預防糖尿病、腎炎；預防與抑制腫瘤、癌症的產生與擴大。

由臨床及實際的使用上可看出SOD低分子抗氧化物對於黑斑、雀斑的老化現象有顯著功效，其他抗炎症及全身倦怠等莫名其妙的病痛都有顯著效果。SOD對於其他慢性病、老人病、癌症等更有驚人效果，其搭配靈芝、樟芝及其他維他命群是人體保健抗老的最佳組合。若能持續使用三個月會感覺比以前年輕，且體力更好。

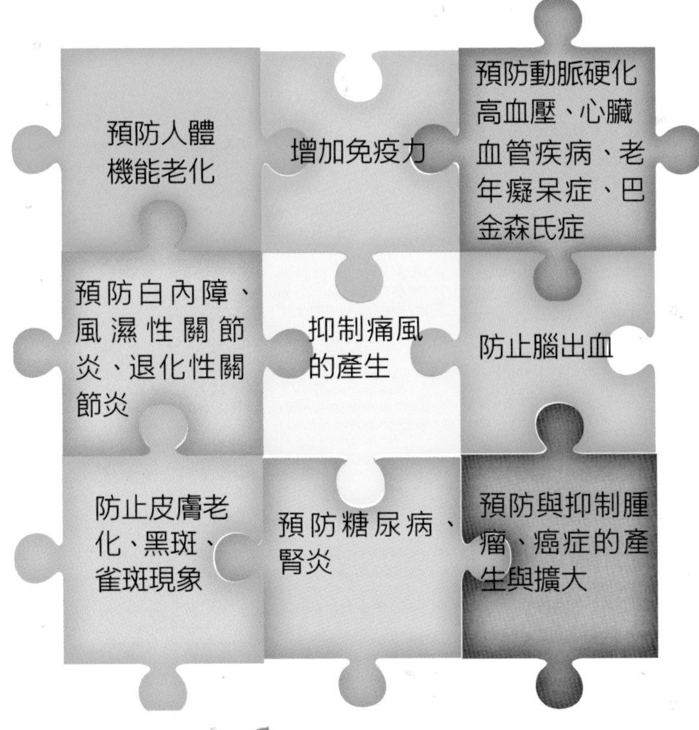

SOD多重功效

8.4 自由基的破壞與疾病的產生

人體的細胞需要氧氣來維持生命與活性，如心臟、血管、肺皆為吸收和傳遞氧氣而存在。而我們為對抗外來的細菌、病毒會自己產生大量的自由基，而氧在人體內若以「自由基」形態出現，對細菌、黴菌、異物可加以破壞達到殺菌效果，同時氧也是合成胺基酸、核酸、蛋白質之重要物質，隨著細菌、病毒被消滅時，我們的抗氧化物及SOD就會盡快設法排除自由基。人類生活在污染的環境下，有機生命體逐漸遭受破壞，而使得排除自由基的力量逐漸消失，最後導致老化、死亡。

根據歐、美、日醫學臨床報告，80至90%的慢性病、機能老化及癌症（約200種）等是由過量的「自由基」所引起的，如下表8.2所示：

表8.2自由基破壞健康的機制及其形成的主要疾病

自由基破壞健康的機制	形成的主要疾病
身體的細胞膜若遭不成對電子自由基破壞，會造成細胞無法吸收養分而死亡。	面皰、青春痘、皮膚過敏、皮膚炎、傷口癒合不良、黑斑、老人斑、皮膚粗糙老化。
促使過氧化脂質的形成，以致累積在血管壁或心臟，引起動脈纖維性的變化。	動脈硬化、高血壓、血管疾病、心臟冠狀動脈硬化、腦出血、中風。
過氧化脂質沉積在各器官與其他結締組織造成各器官功能的傷害。	肝炎、肝硬化、糖尿病、胰臟炎、眼睛充血、白內障、老年癡呆症、巴金森症。
破壞製造黏液的大分子碳水化合物，使膠原蛋白以及彈力蛋白失去彈性，甚至僵硬。	關節老化、退化性關節炎的形成痛風、皮膚老化。
破壞免疫系統	容易感冒、免疫疾病、紅斑性狼瘡、皮膚病。

8.5 SOD日常保健延年強身的聖品

很多的研究報告顯示，靈芝與樟芝具有超氧歧化酶（SOD），其就是抗老化的功臣，由於現代環境因素使然，除了各類食品保存劑、保鮮劑、化妝品、廢氣、香菸等會使人體大量產生自由基，由於自然老化的過程，人體自己分泌的SOD也會漸漸減少，因此細胞被攻擊，造成許多慢性病及癌症。

而身體有一套可抑制自由基形成的對抗系統，那就是抗氧化物，包括超氧歧化酶、過氧化氫酶、胱過氧化氫酶等酵素類，以及維他命C、E、胡蘿蔔素等非酵素類。只是這些抗氧化物會因各種內外在的因素而減少，造成過多自由基在體內堆積，因而導致各種病變及老化產生。靈芝內雖有超氧歧化酶的存在，但對於急速老化及壓力很大的現代人而言，略顯不足，若能增加SOD含量較高的樟芝或補足SOD、維他命C、E、B群、β胡蘿蔔素等，則更加完美。

作者專欄

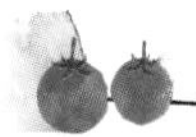

黑斑、雀斑、老人斑之形成：乃是酪胺酸（人體必要胺基酸）（Tyrosine）與自由基作用而產生黑色素（Melanin）皮膚色素沉積，是故減少體內的自由基可以使皮膚較白，因此服食過一段時間的人其膚色前後判若兩人。

樹林鎮經營裝潢業的林姓友人因長期肝病，皮膚泛黃，經服用含SOD的靈芝製品一個月餘，膚色由黃變白，神采奕奕，如圖8.1及8.2。

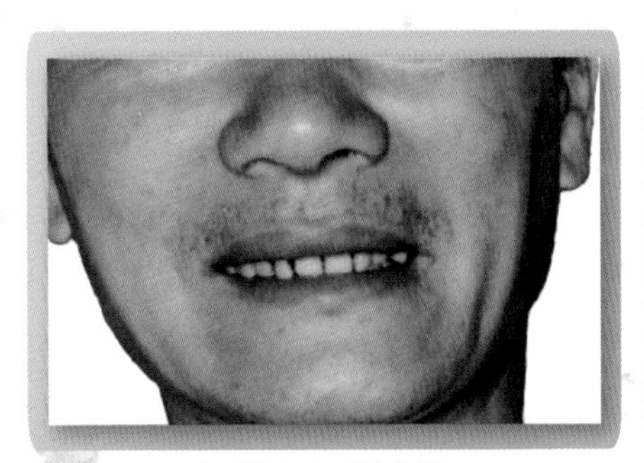

▲ 圖 8.1　服食前

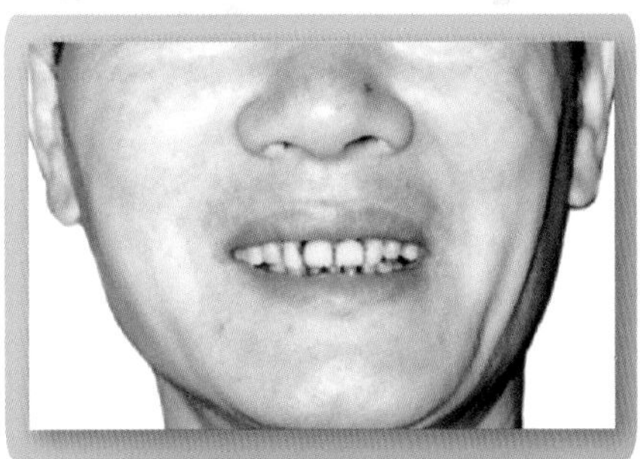

▲ 圖 8.2　服食一個多月後

對於現代努力衝刺事業的企業家、高科技人才、研究人員而言，實是最佳的保健及維持超強體力的天然食品。難怪呂鋒洲教授研究並大力推廣使用穀類發酵物來增加抗老及保健的能力，現代人因各種毒物、農藥污染嚴重，各種肝炎病毒肆虐，過度勞累，飲酒等，使得我們分泌此兩種酵素的能力不足，但若配合靈芝、樟芝服用則效果彌彰，因靈芝、樟芝的保肝及促進肝細胞再生的效果使得整個自由基的清除更完全。

醫學界已發表許多的研究報告證實，胚芽、米糠、柚子、薏仁、大豆、小米、芝麻、小麥、綠茶等天然殼類和綠色植物中，含有豐富的抗氧化物質，可補充體內不足並促進身體自己分泌SOD，而達到抑制自由基形成的功能，是故稱之為「類超氧歧化酶」(SOD Like)。

作者專欄

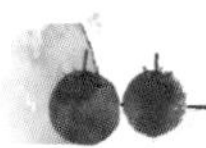

心肌梗塞或中風之形成：大部分是過氧化脂質、膽固醇、中性脂肪積蓄在血管內阻塞而形成，日積月累，終於發病，若是不斷只服西藥治「症狀解」，而不從清血、排除血脂肪著手，則血管在長期服用血管擴張劑的影響下，極易破裂而造成腦溢血，遺憾終生。而SOD可將血管壁上的油垢如膽固醇及中性脂肪等清除，它是基於一種「乳化作用」，就是將油的分子融化成微粒子狀態，順著血液循環而排出體外，故能改善動脈硬化，是一種「根本解」，當然飲食徹底的改變亦是「根本解」最重要的一環，我母親因長期服用相關產品而免於心血管疾病的襲擊即是一例。

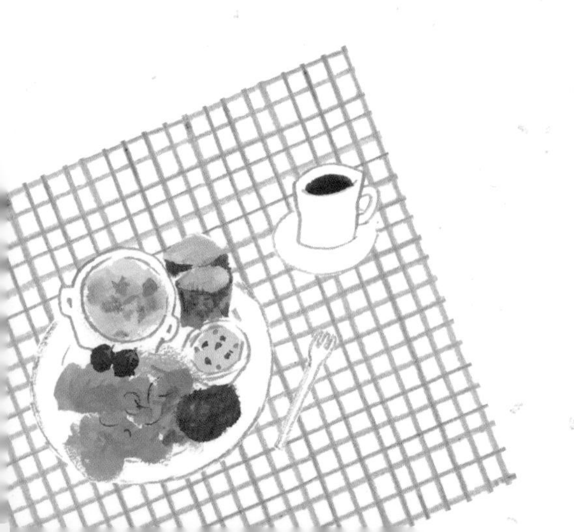

然而這些植物於原始狀態下所含的SOD微乎其微，而發酵生產出來的抗氧化物分子量大多極大，人體腸胃無法直接吸收，即使是小分子量，也因活性低而不能發揮效果，因此必須經過特殊的加工處理，將大分子分解為小分子，小分子再加以活性化，再配合適合的披覆（coating），在經過胃部時不被胃酸破壞，而能於腸內被吸收，才能幫助人體有效對抗自由基，消滅老化與百病之源，達到預防和治療的功效。

整體而言，靈芝、樟芝是全方位的，未來其在預防保健及協助診斷醫學上將扮演一個舉足輕重的地位，綜合以上的各種效果而言，如果能選擇優異的製品持之以恆的服用，那麼防癌、抗老不是夢，而您的各種健康條件是決定要服用多少靈芝、樟芝的準則，當體力或生物能感覺不足時，可以酌情增量，正常的生活及較好的健康條件時，只需維持少量的保健量即可，至於坊間需服用大量靈芝（一天幾十粒）保健或改善疾病的做法，是令人無法接受的，因為健康是要整體的配合才會有真正的效果。

作者專欄

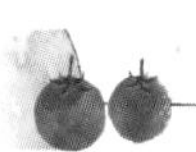

李先生的母親罹患關節炎及腎功能不佳，在經過飲食調整及服用含SOD的靈芝製品後改善了病情，體內的傷害性的自由基去除後，加上靈芝的調整器官功能，使得受傷的組織能夠復原，其長期服用已超過二十五年，現在已經八十多歲了。

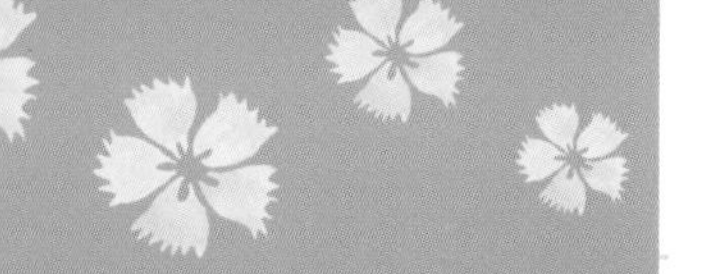

9 斷食健康法

9.1 斷食的歷史與價值

減食與斷食，堪稱是世界上最便宜的治病良方，只要正確地運用，不但可大量排出體內毒物，更可使不好的細胞產生溶解、破壞的現象，例如，癌細胞等，值得向全民推廣之，但是經過二十多年的親身經驗，個人認為晚上減食及斷食當常為之，因為既安全又有益身心，其他三日及七日的斷食就要審慎為之。

天生萬物都有其自衛的本能，以因應外在環境的變化以及疾病的傷害。在動物的世界裡，就是善用動物天賦的本能「斷食」，以去病恢復健康的；例如，狗兒生病時大多不食，頂多在野外尋找可以療病的青草，而現代養狗的人則是趕緊送去動物醫院治療，大家都忘了牠先天斷食治病的本能了。另一種奇異的現象是海狗為多妻主義者，在交配期中則實行斷食，反而精力旺盛。而我們為了強精常常吃入過量的食物，尤其是動物性的蛋白質，在消化時非常耗損體力及氧氣，也正因為飽食後再行房，心臟一時負荷不了，死於房事的情形常有所聞。

動物的冬眠亦是一種斷食，雖是環境所逼，但牠們更可藉此調理身體，因此牠們的平均壽命是成長期的五至七倍。依此類推，人類的平均壽命應該是一百二十五歲至一百七十五歲，可是今日人類八十歲已稱長壽，百歲則是人瑞。目前在臺灣三分之一以上的中年人罹患慢性病，大部分國人都是半病人。

歸其原因，多食是一主要原因，我們不但飲食過度就連抗生素及止痛藥都是過度濫用，因此現代醫學愈進步，其結果是病人有增無減，人類自我自癒力似乎摧殘殆盡，區區的金色葡萄球菌為了生存都能抵抗第四代的抗生素了，而我們的免疫力卻一日不如一日。無怪乎有識之士要大力提倡以自然療法為主的保健術，其中「斷食健康法」為減少毒物污染及排除體內大量廢物最主要的實行方法。

古埃及人是睿智的，他們在金字塔內寫著：「我們每天吃進的食物，四分之一是供給人生存的需要，另四分之三是給醫生當生活費的。」多麼富有前瞻性的話語，可見飲食不節制不是現代才有的，古時只有王公貴族會飲食過度，如今在糧食不短缺的情形，過度飲食已是尋常百姓的常態了（街上吃到飽的餐廳四處林立！），因此慢性病大幅度地增加不足為奇了。

許多修道者常實施斷食，不只是為了健康，更可提升心智至最高境界，亦是其修練的一種方式。古聖先賢和智者，如佛陀、耶穌基督、摩西、希臘醫聖伊波克拉提斯、發明大王愛迪生等，都是經由長期斷食而得到無上的智慧及心智的力量，這種功能我們也是可以理解的，能夠忍受幾餐、甚至幾天不食，是需要相當的毅力的。而且少吃也可讓我們身體省去消化的時間，腦袋比以前清晰，故可從事創造及冥想、禪坐等；多食則應驗古人的話：「飽食終日，無所用心！」血液都在胃裡幫助消化，如何能到腦部呢？

很多的宗教如印度教、猶太教、佛教、回教等，都有特定的斷食日，許多佛教的大叢林甚至長期持午，每天只吃兩餐，就是每日一餐斷食。若從子午流注的觀點來看，晚上「氣」不走消化系統，只走腎、心包、三焦，晚上進食的食物，比較難消化，留滯體內較久，毒素偏高。目前時下的年輕人，熬夜成性，其生理時鐘與常人迥異，要他們正常飲食及睡眠是很困難的，因此普遍體能低下，健康情形不佳，要他們實施斷食法更是難上加難，若有年輕人願遵守自然界的定律生活，並適時減食，其體能及思慮都會比同儕來的好，成就是可期的。

今天，「斷食健康法」已在眾多學者及醫師的實踐及推動下受到重視與肯定。由早期十八世紀，德國的霍夫曼（Hoffman）先生用斷食法治療腦中風、胃潰瘍、關節炎、壞血症、皮膚病等疾病，而驗證斷食的療效，至1920年美國亞爾頓博士（Alton）在德州創立斷食療法的醫院，就以此簡單的方法治好五百多名病患。

接著日本的許多營養學博士自己經過斷食十二天或斷食十四天，獲得的結論是斷食可以改造身體，是一種可以給予人類完全健康的好方法。而且發現白血球數目會增加而解開斷食可治病之謎。而東北大學婦產科九島勝司教授等人，應用斷食治療精神性機能障礙及婦科疾病。蘇俄尼古拉耶夫（Nikolaev）教授以斷食醫治精神病患，發現患者其他病症也一併好轉，斷食健康法正式為日本醫學界所認定，目前日本全國約有幾千家斷食療法的專門醫院。1988年蘇俄召開斷食療法會議，決定在全國醫院中實施斷食治療，目前他們在許多都市裡有此種醫院。

由於斷食可排除腦內累積的許多化學物及部分重金屬，因此對精神疾病也有一定的效果。國內在雷久南博士及姜淑惠醫師以及許多有心人士的推動下，成績頗為可觀，已舉辦過不少斷食體驗營。加上曾有傳銷業者推廣以加拿大進口的楓糖漿加檸檬汁等的斷食，或者配合一種口服液態氧的斷食推廣，使得許多的人皆有了斷食的經驗，但是能夠持續每隔一斷時間實施斷食的人恐怕不多，而且餐會應酬皆在晚上居多，多食的結果也是我們全國各醫院門庭若市的主因。

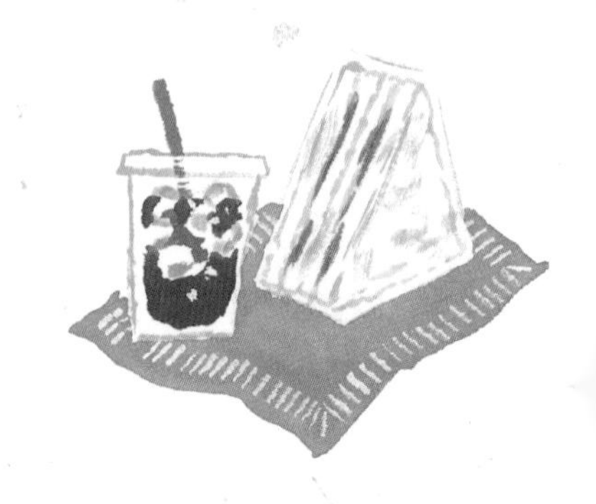

9.2 實施斷食的必要性

科技文明帶來許多的進步與方便，相對的也帶來無窮災難，疾病推陳出新，愈來愈難治療，很多怪病的產生即是一例。什麼是疾病產生的真正原因呢？除了自然的老化及病菌的感染外，身體因為外在與內在的因素，會使得新陳代謝失常，代謝的廢物在血液中及組織中無法排除，因而造成「毒血症」，產生「自體中毒」，致使傳染病及慢性病因應而生，這是一切慢性疾病的根源。這些均來自現代人錯誤的生活行為及飲食：

病從口入

如過食及偏食所造成的營養失衡症，加工及精製食品、鹽、糖、味精、色素、化學添加劑、防腐劑等的過度攝食，現代的食品添加物已經不是二十年前可以想像的。

生活習慣不佳

例如，顛倒的作息順序（不依照子午流注的規則過生活，請參考第10章），不健康的夜生活，缺乏適度的運動，不足的睡眠，以及無法充分獲取空氣、日光、水的生活形態。

情緒因素的干擾

如憂慮、悲傷、興奮、緊張、和急燥等情緒，使身體產生大量的毒素物質。長期精神壓力引起腎上腺衰竭，更是導致慢性病生成主因之一。

嚴重污染的生態環境

人口激增、高度工業化所造成的食物、土壤、水源、空氣、噪音的嚴重污染，還有化學藥品、輻射性傷害等，均已惡化到足以影響人類生存的地步。

是故如何清血解毒，回歸自然，是現代人重拾健康的重要課題。清血解毒不是吃了一堆含毒物的食物後，再來解毒，積極的是應該避免毒物進入體內，同時藉著有效的方法來排除已累積體內許久的毒物。而「斷食」是今日淨化體內細胞及組織極為必要的手段，更是身體健康的泉源。也讓人類喪失已久的天賦本能——斷食得以重建，以提升自癒力去除疾病。

斷食期間，藉著中斷身體內營養的供應，使組織內多餘的脂肪、廢物、毒素，及原來不屬於健康體內的病變組織，如腫瘤、受傷組織、死亡細胞、脂肪沉積物等，因缺乏正常的營養供應而燃燒消化掉，這種現象，稱為「自體溶解」；除供應身體的能量消耗外，有關疾病亦伴隨消失，而重要的組織、器官、腺體、神經系統及腦部則完全不受影響。難怪遠在十六世紀瑞士的偉大醫生派拉賽色斯（Pai Sai Saisi）就說：「斷食是最偉大的療法」。

9.3 減肥的最佳良方

現代人是顛倒的，錯亂的，一邊吃入高脂肪、高蛋白質的食物，一邊服用減肥的藥物。肥胖有一部分是先天基因造成的，也是一種習慣病，有一部分是心理問題造成的，有一部分是缺乏某些營養素所造成，因此身體一直給要吃的訊號，當然也有少數是天生脂肪代謝異常的疾病所造成，如此則另當別論；要「減肥」對許多人來說是相當困難的，可是它對有毅力、懂方法的人是輕而易舉的事。

很多人肥胖是因為缺乏某些營養素所造成，一旦食物消化完畢，身體知道缺乏某些營養，馬上就給要吃東西的訊號，產生肌餓感，若是先補充花粉或優質的天然綜合維他命一或二週後，則身體活力增加，想吃的慾望減低，自能減肥。尤其現代人習慣只吃一些自己喜歡的食物，久而久之，就會有營養不良的現象了，但是某些營養又過剩了，因此身體就會常有飢餓感，體力不佳，吃多又懶得運動，要不胖也難。以下提供一個適合現代人的安全減重法，供讀者參考。

循序漸進減食法如下：如前所述，起初前一、二週可以先減少晚餐的飲食一至二口的分量（仍要均衡，可補充花粉或優質的天然綜合維他命），將飯菜挾妥後即離開飯桌，吃完後不再進食，尤其不可吃宵夜，如此再經一、二週，胃部已習慣了，再減一、二口的量。循序漸進至只食用三分之一碗的飯及適量的菜為止，爾後只要維持這個量即可，尤其是四十歲以後，基礎代謝率是年輕人的一半以下，自然要少食，否則極易發胖。由子午流注（晚上五至七點氣走腎經，晚上七至九點氣走心包，九至十一點氣走三焦）即知晚餐不必多食，因為消化系統已弱。

現代人往往為了彌補白天的飲食不足或應酬的需要，而於晚上大吃大喝，如此只會使我們後半輩子的健康品質低落，甚至有減壽之虞(提早吃完一輩子要吃的食物)。雖然最新研究顯示，一個人的壽命長短跟人體細胞的粒腺體的基因有關，而下一代的粒腺體又遺傳自母親，母親長壽，子女理應長壽，但縱使母親長壽，自己不注重維持健康，未必能健康活到老，君不見我們周遭的朋友或一些名人不少是在壯年過世，若不計入這些人，我們的平均壽命女性應該超過83.4歲，男性則應超過76.8歲許多(2016年臺灣人的平均壽命)。

至於食材，要乾淨且能量高的，如第2.2節中的食物，其營養指標要大於90分以上最佳，食材能量可使用能量探測錘來測量，以後有專書介紹！

依照上述的方法減食後，身體會變瘦，此時若加上早起做運動，持之以恆一至二月，身材就會比以前苗條，三件事(晚上減食、食用高能量的食物、適當運動)同時做，不但可減肥，也為健康加了分。若食用高能量的食物(營養足，毒物少)，自然減少食物攝取量，人的體能也好，自然容易起來運動。另外，要維持好身材尚有一招，就是堅持不改褲子的腰圍，因為壓迫的腰部，自然逼你不敢多食，也是控制體重的另一法門。

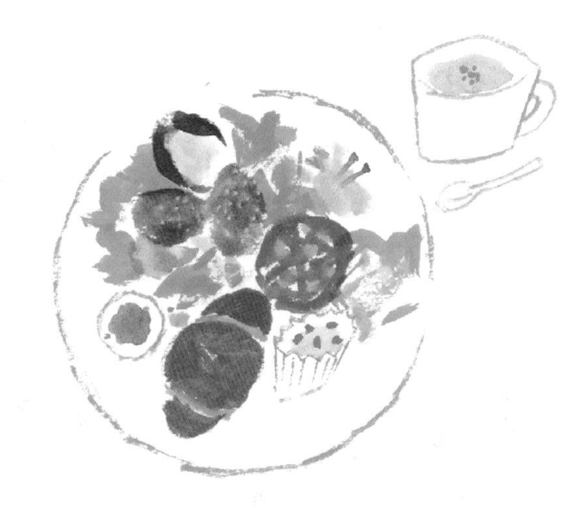

9.4 斷食健康法的分類

前面說明了斷食的重要性及所帶來的諸多好處後，接著簡要介紹以下幾種斷食健康法：

無水斷食健康法

此為印度瑜珈行者推薦採行的一日斷食法。瑜珈斷食認為連水都不喝是最具排毒神效的。但只有身體強健，體力充沛者才可做無水斷食，有膽、胃結石或腎臟病者絕不可做此斷食。目前國內已有瑜伽斷食與排毒養生營，其搭配能量學的O環測試以測試食物及水的能量，也將無水斷食做了部分修正，讀者可逕行上網參考。

清水斷食健康法

除了喝水之外，不吃其他食物之斷食法。此法較具危險性，除非身體健康，有多次斷食經驗者外，身體有病者不宜貿然實行此法。對身體健康者，欲提升心性境界，清水斷食則值得推崇。若是每日一餐的清水斷食則可，三至七日的斷食深具危險性，一般人勿輕易嘗試。筆者曾實施120天每日「晚餐不吃」的斷食健康法（亦及佛教的持午），一切工作依舊，體重少了10公斤，但人卻清爽無比，但對於工作忙碌的人，不建議此法，但可以晚上減食，於六點準時進食，但總量減少（量少質精），忙完後千萬不吃宵夜。

蔬果汁斷食健康法

依各人體質及症狀調配合適的蔬果汁進行斷食，此法較清水斷食安全。但蔬果汁準備耗時費事，且易氧化儲存不便，尤需配合斷食者體質，方得發揮效果，若是有時間者不妨先以「精力湯」（有機專賣店有售，或自己搭配），其不論體質皆可為之，只是飲用時間略有差異而已，一般人可以早上飲用替代早餐，但體質虛寒者，則上午十點以後再飲用，因是生冷的，不習慣的人可以在夏季時開始而不要選擇寒冷的冬天，縱使精力湯有加入堅果類食材，對東方人依舊太寒冷，故建議中午再喝精力湯或蔬果汁，晚上千萬別喝，此建議是針對東方人的體質，西方人不在此限。

楓糖斷食健康法

藉飲用採集自加拿大楓樹的楓汁濃縮液進行斷食，方法簡單、方便，且補充少許熱量及營養素，使斷食更安全，也較無飢餓感，此法曾為坊間所熱烈推行，目前在超市皆可買到便宜又好的楓糖漿，讀者不妨從此法開始，幾次後再做「清水斷食健康法」。

含氧斷食健康法

此法除保留楓糖斷食的優點外，配合液體氧氣、或含氧高的水飲用，經腸胃吸收提供身體充足的氧量，促進斷食時清血解毒之效果，且減少斷食酸中毒的發生，使斷食實行的更完整。市面上有一種生物用多功能氧，是一種可用於口服經腸胃吸收而提供身體足夠氧量的濃縮液體氧氣，其利用與血液相同成分的電解液來捕捉氧。完全無毒性，含氧量高達12,000ppm。美國、加拿大、澳洲等國醫師及科學家證明比一般氣態氧更穩定、安全，運用範圍更廣泛且容易使用。

蜜蜂產物斷食健康法

此法主要是三餐只食用花粉及蜂王乳來斷食，若對蜂王乳的嗆鼻味道不排斥的話，可以考慮此法，因為人體所需的重要元素，這兩種食物皆有了，使人在斷食期間體力一樣充沛，但可以使體重很健康地下降，但中午最好食用一些水果以補充其他維他命。我的一位博士班學弟即運用此法，在三個月內使體重由120公斤降至80公斤。此方法要在身心狀況良好的情形下進行，而且得先減食二至三週才能進行此種斷食法，最安全的還是只有晚餐實施斷食，每年至少二至三週，以排除體內毒素，最多只在晚上服用適量的花粉及蜂王乳。

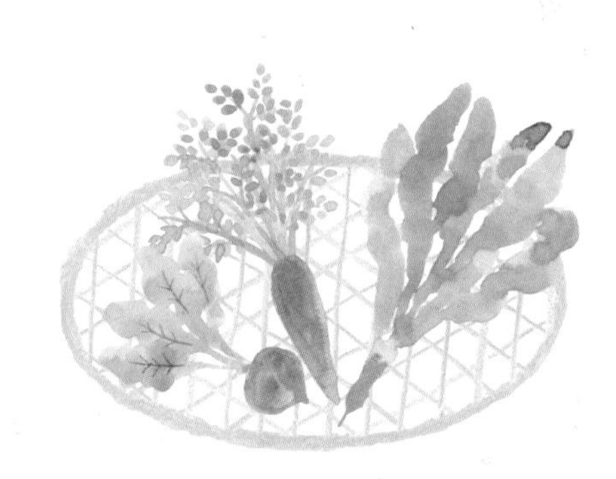

9.5 如何施行斷食健康法

在佛寺持午（過午不食）較一般人容易，在日常生活中持午，實在很困難，阻礙及誘惑太多。筆者曾實行120天的持午，不巧到朋友家中正逢他們用餐時間，他們熱情地招待豐盛可口的晚餐，內人就告訴他們我晚上不吃的（斷食），但他們仍然不放棄，以我愛吃的食物來誘惑我，但只要我轉念，幾次以後，就不需再轉念來控制誘惑了。

轉念的方法：觀想那些食物進入身體後的狀態，一入口後就成乳糜狀，口感的享受只有十秒鐘，所謂「口腹之慾，三寸而已」。佛家練習各種斷慾的方法很多，簡單易行的有觀音法門的恭誦「南無恭敬觀世音菩薩」，可以斷貪、嗔、癡三毒，也有「白骨觀」，即由觀死屍腐化的過程，知道一切的無常及空性，是故就不會執著於口慾上了。

若是不依此法，一般人可藉圖像的訓練，閉眼在腦中默想幾何圖形及各種喜悅的景物，或藍、綠、紅等光交替想像，多次訓練後，自己便可自然地控制心念到不轉而轉念了。筆者持續120天的持午斷食，照常忙碌地工作，體重降了將近10公斤，只於手腳關節排出一點點疹子，由於已素食且長期服用靈芝排毒，因此無太多的反應，但是一般人的反應就很多，如上述的反應一樣，切勿害怕。

斷食是醫學上已知最安全的療法之一，但是也是有風險的，需循序漸進，由減食、一餐斷食，漸至一日斷食，每人可依自己需要做選擇，但對三日（含）以上的斷食，需有醫生或專家在旁協助，否則不要輕易自己嘗試。

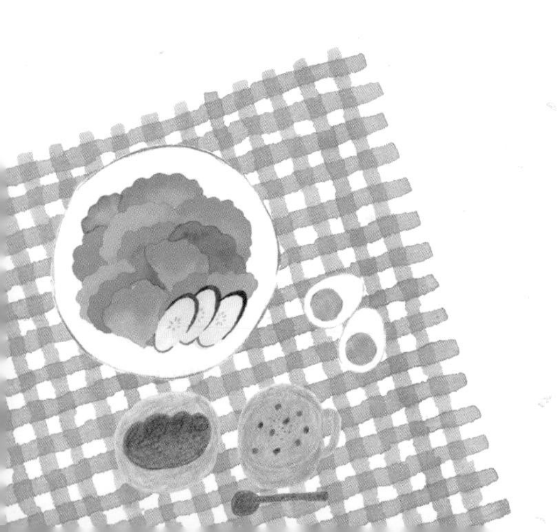

一餐斷食法

隨時可以為之，但是最好晚餐先實施減食的動作，起初前一、二週可以先減少晚餐的飲食一至二口的分量（仍要均衡，可補充花粉或優質的天然綜合維他命），將飯菜挾妥後即離開飯桌，如此可以控制總量，吃完後不再進食，尤其不可吃消夜，如此再經一、二週，胃部已習慣了，再減一、二口的量，循序漸進至只食一口飯及適量的菜為止，然後就可晚餐斷食了。

一日斷食法

原則上每週可做一次，既安全又效果好。日本斷食專家言：「常做一日斷食較一次斷食十日效果好」，不但內臟得以休息，對體內排毒，疾病預防及保健均甚佳，但最好不要外出，當日在家輕鬆閱讀或禪坐。

三日斷食法

每月做一次連續三日斷食，不但能改善體質，還能清除病根，有助慢性病者之調理，但最好先實施一日斷食幾次後再為之，斷食期間最好也不要外出。

七日斷食法

只有沒上班，或可排出長假的人方可為之，最好參加專門的營隊，有醫生或專家在旁協助比較安全。有斷食經驗後每季可實施一次，對於改善文明病，減肥健身等是被公認為最有效且最安全的方法，不但膚色變好，身材變漂亮，身體也更加健康，這是最要審慎為之的斷食法。

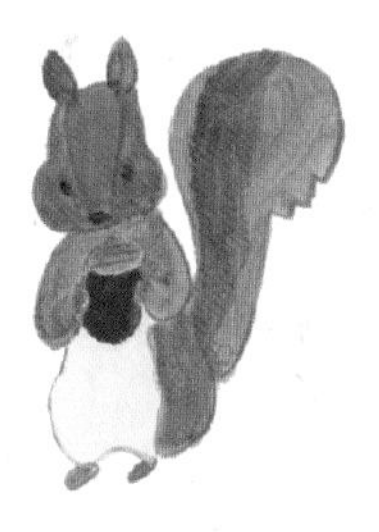

9.6 施行斷食健康法的注意事項

實施時段

最好在週休二日時實施斷食，盡量將心裡保持「和諧、平靜、善良」的狀態，將工作的壓力拋開，若實施七日斷食最好減輕工作壓力，避免危險性的工作。

婦女欲減重者，於經前五天內及經期間勿進行斷食，因經期前及經期期間吸濕性強，影響減重效果，經期後斷食較好。

維持正常作息

斷食期間維持正常的工作、勞動及運動外，盡量減少不必要的外在影響，如不洗澡而以擦澡代之，先用乾布摩擦身體，再用熱毛巾，最後用冷毛巾來擦身體，但不用肥皂、洗髮精等。刷牙亦不用牙膏，每天換洗內衣褲，若需洗頭僅以溫水洗淨之。

鍛練皮膚可以強化內臟，一天若能做三十分鐘的空氣浴（裸露上身）或日光浴，然後以乾布或乾毛刷摩擦幾十下，直到皮膚發紅。如此會幫助淋巴排毒及提高抵抗力，也能使身體健康，若有乾毛刷則可以配合使用，手腳由末端往身體部分刷，身體部分則由上半身往腹部輕刷，或者進行坐式八段錦以活化全身皮膚，可參考筆者相關著作[9]。

斷食的重點是要排泄宿便，但不是每一個人在正式斷食期間都會排出宿便。有人甚至復食終了進入正常飲食後才排出，要視個人體質及病況而定。斷食使體內毒素溶解，大量排出體外，而產生「排毒反應」，也就是「好轉反應」，這些反應現象都是短暫的，不必擔心。

成功條件

斷食成功的條件是自我的信心及堅持，復食後要養成減少食量的習慣，此為斷食成功的最大祕訣。斷食更是戒除一切不良成癮的最佳時機。因此斷食期間不可老想著要吃東西，應藉工作、運動、看書、冥想等活動移轉注意力。斷食期間嚴禁茶、飲料、菸、酒、檳榔及其他食物。房事自減食起兩星期內應避免，以免慾火遷動影響健康，此點與一般動物不同。

斷食健康法的目的在於改造身心，不但疾病得以改善，靈性亦得到提升，有一種「空性」的感覺，讀者不妨自己體會。斷食期間也要盡量減少外在的刺激，譬如不與人爭吵、不看電視、多打坐、佛教徒可誦經唸佛號，其他宗教可依其法門用功或看些勵志光明面的書籍。

復食期間

開始復食期間務必謹守原則。若因飲食疏忽發生腹痛，必須立刻停止進食，盡量令肚子裡的東西全部吐出，則腹痛自然消失。背部若覺僵硬，用大姆指在背部脊椎骨上加以指壓即癒（沿第一胸椎一直按摩至第七胸椎），旁開一寸的膀胱經有許多俞穴，亦可按摩之。

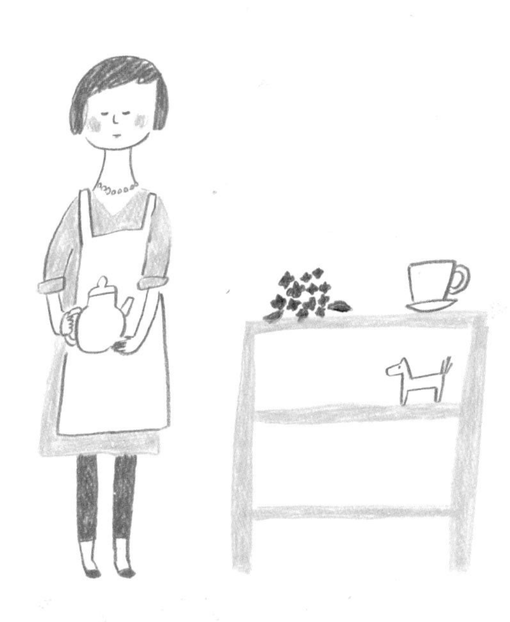

9.7 哪些病症不適合施行斷食健康法

施行斷食能夠改善疾病或外傷，且可讓身心獲得淨化與調整；但是若身體有病，應先看醫生或配合健康食品加以調理，使病情減輕，體力增強後再進行合宜的減食、斷食，以促使身體更快恢復健康。以下諸症依經驗不宜進行斷食：

- 患嚴重心臟病者。
- 肝硬化或眼球突出的惡性甲狀腺腫者。
- 有胃、十二指腸潰瘍嚴重出血。
- 患腎臟病十年以上，年齡超過三十歲且有高血壓者。
- 結核末期、癌症末期、糖尿病患注射胰島素五年以上者。
- 長期使用腎上腺素，或荷爾蒙製劑者。
- 太瘦、比標準體重少20%以上者。
- 失去意識或恐怖性精神病患及癡呆者。
- 身體太虛弱，無力推動內臟自律神經者。
- 對斷食懷有極大恐懼感者。
- 授乳中的母親。至於孕婦若為抑止嘔吐，可做一、兩、三餐短期斷食。
- 低年級的小學生，或七十歲以上患病的長者。

作者專欄

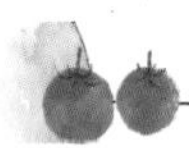

筆者二十四年前即每日只吃2.2至2.5餐左右且開始茹素，因此三十七歲即開始長長壽眉且手掌上的生命線不斷地延長，也是減食所產生的變化。國內推動自然飲食不遺餘力的姜淑惠醫師在演講中強調「斷食是非常緩和且安全有效的健康方法，當使成為全民運動」。

中壢市有一位李老先生已高齡一百零九歲，仍然耳聰目明、身體硬朗，他的養生祕訣是「每天吃一顆維他命，中午不吃飯，早睡早起加運動，維持好心情等」，這是減食一餐而長壽的真實見證。

9.8 飲食總量亦是保守場

斷食健康法是人類原有的本能，例如，吃多了大餐，胃腸不舒服，我們就會減食或不食，以讓我們的消化系統得以恢復功能，這種天賦本能，終在有識之士的健康覺醒下，衍生至一至七日的斷食健康法，而今為大家所重視及推行。有云：「人一生要吃多少是註定的！」我們可以在許多的地方找到驗證，例如，許多人喜歡美食，多食的結果下，往往造成慢性病如中風、高血壓、糖尿病、心臟血管疾病等而不得不節制飲食，前面的多食造成後面的少食，若此刻再不覺醒那麼往後就更難過了。因此若平常吃得少的人（但要均衡），其一定能夠更長壽，因為他一輩子要吃的，延長時間來吃完，而且少食也是減少污染的一種最直接的方法。

飲食總量與壽命之關係如圖 9.1 ，A 為壽命，B 為每日的食物量，故一輩子的食物總量為A 乘以B 的總面積，而A1B1=A2B2 ，若採取A2B2的方式生活，則壽命比A1B1 的方式生活長，無庸置疑。圖 9.1 中亦說明每日三餐的人如果壽命為七十歲，改為2.5 餐後，就會達到八十四歲。

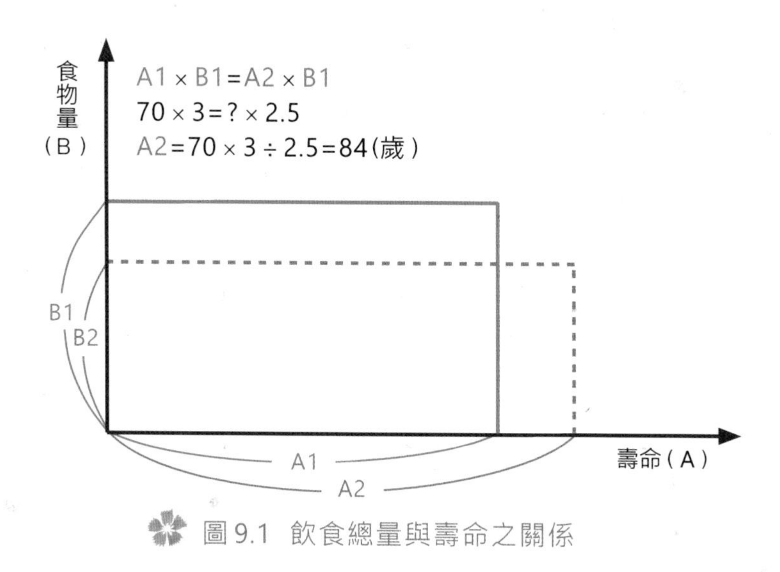

圖 9.1 飲食總量與壽命之關係

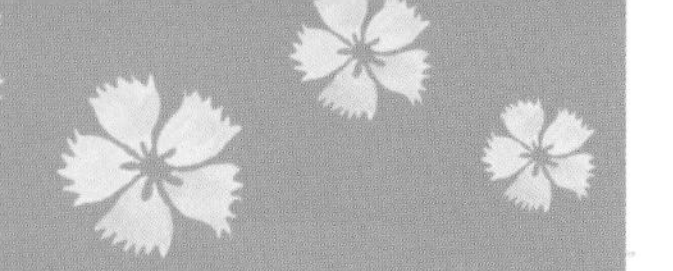

10 時間醫學的力量

最近挪威奧斯陸大學的研究報告指出，具有四種不良生活習慣的人與沒這四種不良生活習慣的人相比，罹癌與心臟病的死亡率後者是前者的三倍，其他病因則為四倍，這四種不良生活習慣是：1.吸菸成癮；2.男性每日攝入酒精超過168克，女則為112克；3.每週運動少於兩小時；4.每天吃蔬果不到三次。綜觀國人有許多人至少有二項以上的不良生活習慣，再加上檳榔、過度食用燒烤肉、每天熬夜等，壽命至少減少十二至十五年以上，而不依時間醫學而生活的人比比皆是，因此中年猝死或罹癌的時時耳聞，若能依時間醫學來過活，多活個一、二十年是輕而易舉的事。

古人云：「早睡早起身體好」！這句話不是隨便說說的，看似簡單但蘊含的意義非常大，以中醫的「子午流注」可以完全窺得端倪，身體的氣血依下列的循環於壹天中繞行身體一週：

表10.1 子午流注表

時辰	時間	行徑內臟
子	23：00至01：00	膽
丑	01：00至03：00	肝
寅	03：00至05：00	肺
卯	05：00至07：00	大腸
辰	07：00至09：00	胃
巳	09：00至11：00	脾
午	11：00至13：00	心
未	13：00至15：00	小腸
申	15：00至17：00	膀胱
酉	17：00至19：00	腎
戌	19：00至21：00	心包
亥	21：00至23：00	三焦

也就說在特定時辰我們身體內相關的經絡及器官內的血比其他時辰來的多，以強化其功能。而我們身體整體的陽氣是由卯時漸升，至正午陽氣最旺，然後漸漸下降，至子時是陰氣最盛[14]，故晚上不宜吃大寒的瓜類就是這個道理，如圖 10.1 所示。故「飲食貴乎有節」，亦即何時該吃、吃甚麼等皆有順序。例如，卯時（大腸經）及申時（膀胱經）是最適合服用靈芝及樟芝（喝水）的最佳時間，早上辰時（胃經）則是進食豐富的早餐及服用酵素、花粉等營養補充品最佳的時刻，吃入足夠營養的食物再加上酵素的協助分解，一天所需的營養及能量，大部分已經準備妥當。

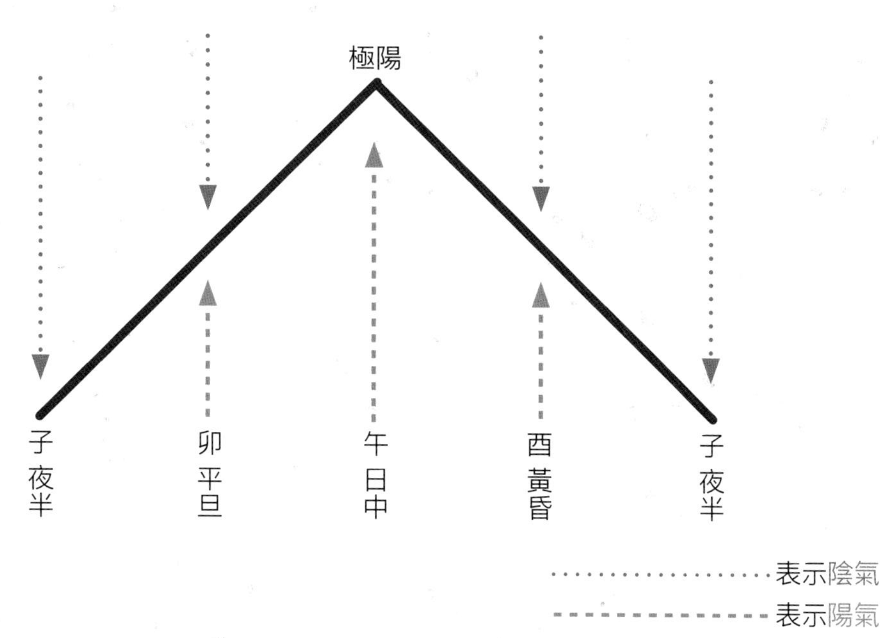

圖 10.1 晝夜陰陽消長圖

10.1 肝膽相照體力源頭

如能在晚上十一點以前就寢，則對膽經的休養具有莫大的功效，否則久而久之會影響膽的功能，造成膽結石或阻塞，尤其在食用動物性脂肪太多後，胸腹會有脹滿感，那就是膽管堵塞的現象。

由於「肝膽相照」，因此也會影響到肝臟，就西醫的眼光，則因膽管阻塞造成膽汁分泌不足，脂肪類分解不良而影響到肝臟，因為肝是人體最大的化學工廠，它所分泌的酵素就有幾百種之多，而由小腸吸收進來的不良食物的影響，它的工作負擔變重，好不容易捱到晚上，利用氣血循環的時候來恢復功能，但往往主人不休息，熬夜工作、讀書，甚至應酬飲酒，日久就造成損害，SGOP、SGPT（肝的轉氨酶）會偏高，若是又感染A、B、C其中一種肝炎病毒的話，則易造成慢性肝炎，久之，不是肝硬化就是肝癌。

正確的睡眠非常重要

醫學界早發現：長期睡眠不足有許多不良的影響：如注意力不集中，意外的機率會增高，且易造成自律神經不平衡，容易心煩氣燥、不安、長青春痘、黑眼圈、長期便祕或腹瀉等。對發育中的小孩影響更大，會長不高。

人體中生長激素在睡覺時（晚間十點至午夜二點）分泌量會增加，骨髓的造血也在夜間進行，如果睡不好就不容易長高，如家中有小孩最好讓他們在十點前就寢，才會長得高。十點前就寢除了影響身高外，身體上的褪黑色素亦在晚上分泌，其具有美容效果可以使皮膚較白，愛美的小姐、女士可要把握這睡眠的黃金期以使自己更漂亮。

為了工作常熬夜的人如大夜班的作業員、烘茶師、夜間工作者等臉色會較常人為黑即是此道理。長期睡眠不足身體的抗氧化能力下降，免疫力也會降低，小則感冒不斷、大則會出現其他免疫方面的疾病，不可不慎。

若是常熬夜的人，清晨起來會感覺筋骨僵硬，是因為「肝主筋，腎主骨」的原因，相反的，若有肝病的人，除早睡早起外，逐步練習瑜伽、八段錦或拉筋的動作，會有益於肝病的改善。

10.2 肺與大腸互為表裏

凌晨三至五點時氣走肺經，因此氣管不好的或是感冒的人於此時是咳嗽最激烈的時候，咳嗽不是不好，它是身體肺部排除痰及廢物的一種方法，藉著纖毛運動的作用，可將細菌、病毒及及戰死的淋巴球等排出，但是若是免疫太差的人，體內的免疫系統長期無法戰勝入侵的細菌、病毒，那麼久咳就會造成肺部的傷害，修復起來就麻煩多了。若是長期的勞累再加風寒引起感冒，那麼不但在凌晨三至五點會咳嗽，於肝經走的凌晨一至三點也會劇烈咳嗽，因為肝木過旺會刑肺金。很多人都有這樣的經驗：若是感冒不休息，又熬夜，不但感冒期會拖很久也很難治療。

感冒的人常伴有腸系統的毛病，不是下痢就是便秘。東南亞曾因霾害之故，好幾個國家的都市因空氣污染嚴重而造成許多人腸胃系統的不適，就是肺與大腸互為表裏的證據。而就西醫的眼光來看，因為細菌、病毒的入侵及氧氣的不足，會造成腸隙道的益菌相（Phase）的不平衡，而導致腸病，腸是吸收營養的管道，長期的肺病會使得人瘦骨嶙峋就是這個道理。

從另一方面來看，若是因食物或精神因素而長期便祕或下痢，也會使得皮膚的膚質變差，呈暗色或有斑點，或易患蕁痲疹、異位性皮膚炎等，因為皮膚也是一個呼吸器官，若是將人全身塗滿油漆不儘快洗掉，則該人很快會因缺氧而致病甚至於死亡。

作者專欄 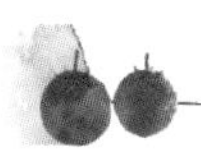

筆者年幼時，由於住在鐵路局的檔案室裡，與家人隔了好幾戶人家，國中三年對化學、電子皆產生熱愛，由於無知及對實驗的狂熱，常常廢寢忘食地通宵做化學實驗、洗電路板、裝配電子電路等，而父母親皆不知道，後來透過鄰居知道了，也只能口頭上限制我早一點睡。也是因為常常熬夜到天亮，看到天色漸漸地亮起來的樣子，才能體會「東方魚肚白」的清晨意境。那二、三年晨昏顛倒的日子，使得自己體弱多病，因此長得比較矮。

早上起床（五至七點）最好上廁所排大便，然後去戶外空氣佳、有太陽的地方深呼吸、運動，有助於加強大腸、肺經的功能，爾後在空氣不佳的都市及大樓裡工作時會較有抵抗力。起床時可以先喝一杯「溫」開水，注意！是溫開水，千萬不要喝冷水（只有夏天可以喝冷水，因為夏天的冷水溫度跟體溫很接近），再上廁所，然後去運動，練太極拳、八段錦、或易筋經等皆好。若是大腸與肺功能不佳的人，可以多做八段錦「左右開弓似射鵰」及「調理脾胃單舉手」功法，以改善之。

10.3 胃脾好營養吸收高

七點至九點氣走胃經，此時若能安穩地吃一頓豐富的早餐，一天所需的能量已備妥大半，因為「胃主納、脾主運化」，能夠在適當的時間進食，脾的吸收特別好，能將五穀雜糧的能量轉成人體所需的能量。早餐的選擇很重要，一般人都只隨便吃吃就上班或上學了，是故現代人因飲食所造成的疾病有愈來愈多的趨勢。若是已生病的人想要改善身體或者希望有旺盛的體力面對任何工作的挑戰，最好於此時辰吃生機食物，如五穀粉、豆漿、全麥麵包或饅頭、五穀飯等，再補充一些花粉及蜂王乳，如此實行一、二個月下來，早晨不再充滿倦容及無力感，將是生龍活虎，充滿活力。但是虛寒體質的人，則精力湯、回春水、苜蓿芽、碗豆苗、生菜沙拉等最好中午再吃。

作者專欄 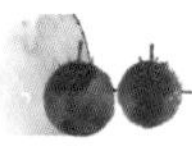

曾有一位廖先生年輕時即開始抽菸，於五十歲左右得到大腸癌第二期，雖然手術切除一段腸子後，於服用靈芝與包含SOD的各種抗氧化劑，以及一種可以喝的水溶性氧後，竟然於手上的太陰肺經及陽明大腸經長出許多小疹子（此為一種排毒的反應），而其大便竟然是黑色的，內含高量尼古丁，可見肺與大腸是氣脈相通的。

10.4 心與小腸氣氣相連

午時（中午十一點至一點）氣走心經，因此最好不要在中午劇烈運動，心臟有病者很容易暴斃，由手上的經絡循行之道：心經走完會接小腸經，可藉按摩小指尖（指甲兩側）來強化心與小腸，並可做強心操（彈指頭或拳頭握緊再放鬆）使心臟的負擔減輕，心臟為血液循環的主幫浦，手、腳、牙齒咬合、橫隔膜運動為四個副幫浦；手腳肌肉一緊一鬆地運動，可促進血液循環，深呼吸可使橫隔膜上下運動而將血液推動，牙齒咬合運動則有助於血液往頭部輸送，使腦部供氧量提升，故常吃粗糙及纖維質高的食物也間接有助於心臟的功能，因為牙齒咬合的動作可以將血液輕鬆地送到腦部。

中午一點至三點氣走小腸，因此如果此時大量運動會減低小腸的吸收功能，如果中午吃得飽且均衡，加上小腸的吸收好，能量的轉換也就夠十二小時使用了，這也是可以過午不食的原因。

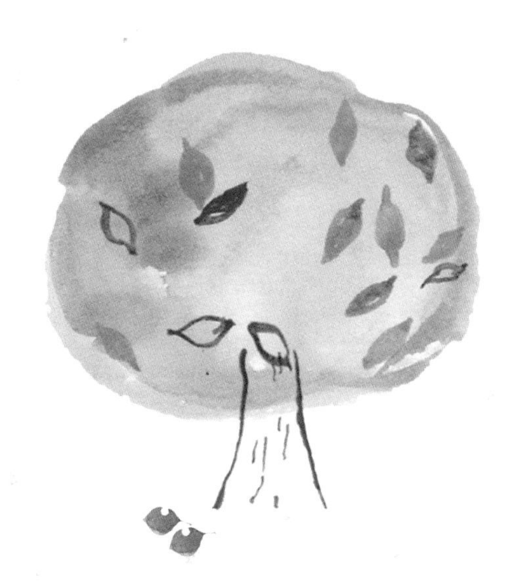

10.5 膀胱與腎是好伙伴

下午三至五點氣走膀胱，五至七點氣走腎經，很多人都有這樣的經驗：工作到傍晚時特別容易腰酸背痛，因為經過一天的工作後，許多廢物及毒物產生需藉助腎臟過濾後排除，此時腎的工作量變大，也是氣在此時於腎經走強的原因，而腎本身有毛病或血液過度污濁的人會腰酸背痛，就是這個道理。水喝太少使得我們的腎臟要過濾又濃又稠的液體，無形中加重了它的負擔；因為某些因素不能適時排出堆積的尿液，不但易使膀胱滋生細菌，造成膀胱、尿道發炎，而且容易引起腎臟發炎，嚴重的話還會洗腎，因此於此時辰（下午三至五點）適量喝水或多喝綠抹茶等，優質的飲品是有益腎的保養及維護的，此時也是服用樟芝及靈芝的時間。

另外，早上一起床最好喝一杯溫開水，以沖出一整夜所產生的廢物，同時刺激大腸，以利排便。我們的身體水分占70%，因此適當地補充水分是必要的，每天至少2,000c.c.溫水，小口飲用，餐後二小時及飯前半小時都適合，以幫助我們體內排出毒物，以避免各種慢性病的發生。

膀胱或腎不好的人可以此時多練一些功法[9]，例如，八段錦的第八式「兩手攀足固腎腰」，還可配合坐式八段錦的揉腹功及腎臟按摩來加強泌尿系統的功能，其法如下：左手插腰，右手掌以肚臍為中心，順時針按摩腹部三十六下。反之，右手插腰，左手掌以肚臍為中心，逆時針按摩腹部三十六下，此為揉腹功，若是有便秘現象的人，逆時針按摩腹部不做。雙手手掌搓熱由背後摩擦至尾椎骨，同樣為三十六下，此為腎臟按摩，如圖10.2。

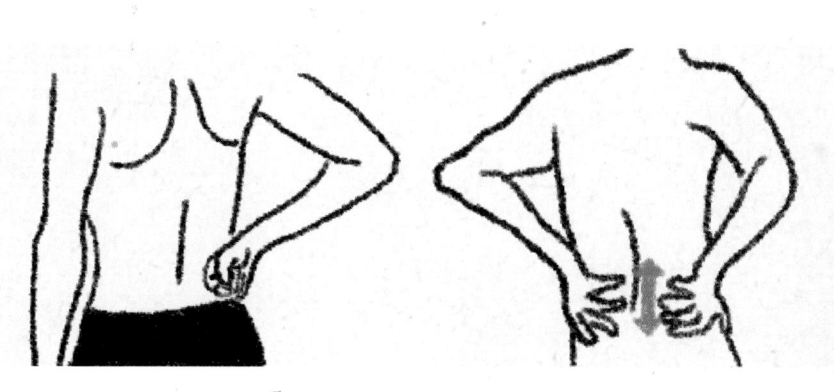

圖10.2　腎臟按摩法

10.6 心包與三焦是兄弟

心包是指心臟周圍的包膜組織，稱為心包絡，晚上七點至九點氣走此經後，便散至三焦全身，不宜再進食，現代的人反其道而行，大吃大喝再加消夜，焉有不傷身之理。

三焦是身體的淋巴系統，亦即免疫系統，若是長期勞累，免疫系統也會下降，若按揉無名指指甲旁，會感覺疼痛，應該調整作息、減少工作以免過勞死，不少教授、醫生都是在壯年時過世，其中主要的原因就是過勞，因為工作負荷過重，會影響心臟及血管，又過度使用腦力，會使心包絡氣血不足，因為心包絡通腦，故用腦過度常會有心血管疾病，心包絡的位置又與胸腺重疊，因此胸腺又會萎縮，而胸腺是身體的免疫之王，亦即是免疫部隊的司令官，再加上龐大的工作壓力，它又萎縮得更厲害了，因此除了心血管的疾病外，癌症的發生比例也非常高。

好幾個學校的教授都是在壯年時過世，除臺大、清大、交大偶爾發生外，前幾年國立雲林科技大學於九個月中有六個教授相繼過世，其中五位正值四十至五十歲的壯年，主要的死因是癌症及心血管疾病，因此不可不重視養生。

只要生活依「子午流注」而行，是順天而行，必能體力充沛，若再搭配各項健康加分的方法，一定健康長壽。

10.7 人體的十二經脈簡介

依照傳統中醫理論，人體有足少陽膽經、足厥陰肝經、手太陰肺經、手陽明大腸經、足陽明胃經、足太陰脾經、手少陰心經、手太陽小腸經、足太陽膀胱經、足少陰腎經、手厥陰心包經、手少陽三焦經等十二經脈，以下依子午流注的順序來簡單介紹，若讀者有興趣的話可進一步參考相關書籍。吃樟芝及靈芝的循經排毒，於此節有更進一步的解釋！

足少陽膽經

足少陽膽經，起於眼外角（瞳子髎），其經脈主要分為兩條路線。其中一條支脈在體外行走，並前後交錯地循行於頭部兩側，繞過耳後方，行至肩部上方，再沿著胸腹的側部，一直循行至盆骨旁。另一支脈則進入面頰內，並在體內向下行，通過頸項及胸部，直達於膽，與膽聯繫。然後經脈繼續向下走，出於小腹，與其他支脈聯繫。盆骨支脈則繼續向下走，循著大腿及小腿側部，再沿著腳面，直達足四趾尖（足竅陰），另一小支脈由足背（足臨泣），入大趾之間，行至足大趾（大敦）與肝經連繫。與足厥陰肝經是一對，肝膽的功能互相牽連。

膽經不調會引起習慣性的偏頭痛，可以揉腳無名趾指甲旁的足竅陰穴即可緩解。膽結石是另一常見的症狀，需減少脂肪類的攝取，否則飯後常有脹滿感，可多吃蘋果（如同前所述），一陣子後，觀察年壽之左右，即鼻柱左右（有關膽疾病之相學診斷，請參考第 11 章），突出物或痘痘是否消除或減少，或者參考雷九南博士的著作[2]用蘋果汁與橄欖油排膽結石的方法，或洽有機食品專賣店會有專人指導。

圖 10.2 為足少陽膽經，讀者如果有此排毒現象時，請對照疹子或痘子的路徑是否在某個經絡上，例如，隱居南投的吳將軍，其服用靈芝及樟芝年餘，發生多次的循經排毒，如圖 10.3，為足少陽膽經循經排毒。

▲圖 10.3　足少陽膽經的循經排毒

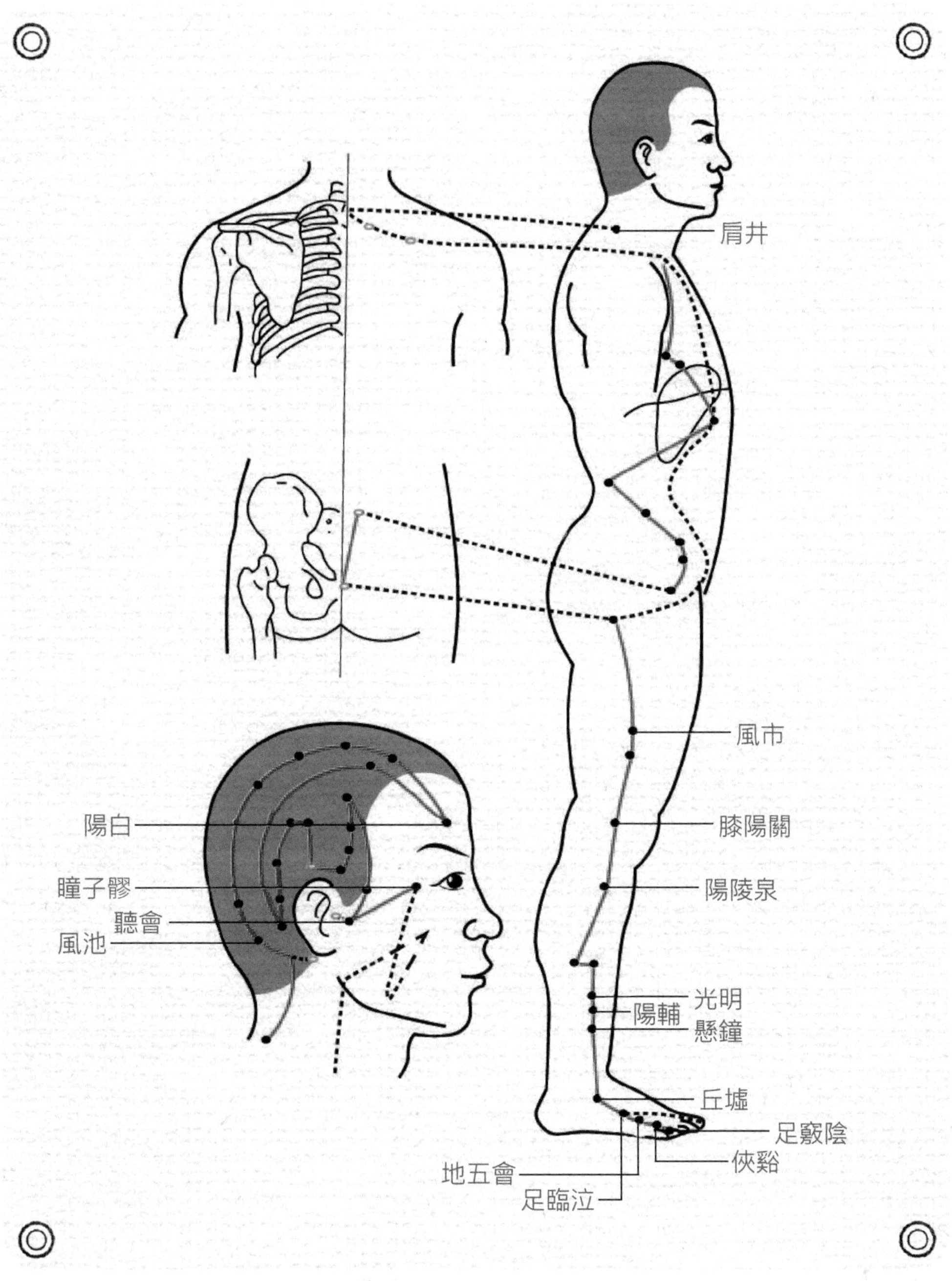

圖 10.2　足少陽膽經

足厥陰肝經

肝經（屬陰），起於腳姆趾的內側（大敦）沿著腳，經過內踝（內腳眼），一直向上循行於小腿及大腿的內側，直至股部內側。再繞過陰部，進入小腹，與胃經並行向上走，在胸脅部與肝及膽連接。經絡繼續上行，通過橫膈膜，並沿著喉嚨，與眼部聯繫，後出於前額，與督脈會合於頭頂。肝經其中一個支脈從眼部向內走，下行至面頰部，並在唇的內部環繞行走。另一支脈則從肝開始，通過橫膈膜，向上流注於肺，與肺經相連接。

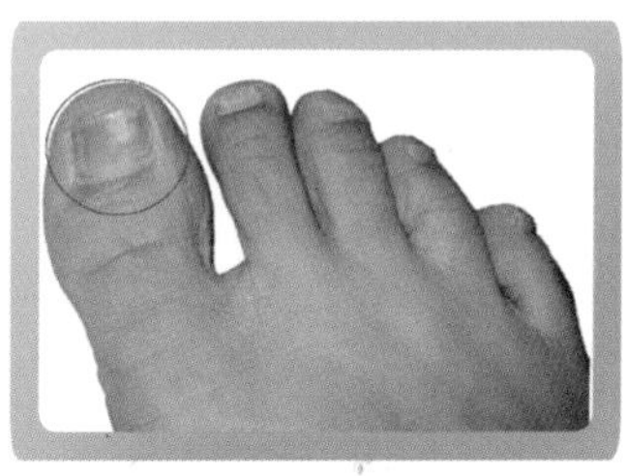
▲ 圖 10.4　腳拇指變色或裂開是長期熬夜的結果

肝主筋、指甲和眼精，有云：「肝主筋，腎主骨」，又云：「肝明於目，腎開竅於耳」。故肝不好也會影響視力，腎臟不佳也會影響聽力。筋骨痛的原因有時是因為肝經不調，相反地，若筋（韌帶）受傷久治不癒，則肝臟也會受損。從腳大姆指的指甲，可顯示出肝功能正常與否，如果指甲突出或顏色暗淡、破裂等，都說明肝經有問題，如圖 10.4 是長期熬夜的結果。其他的經絡有問題也可從指甲看出端倪，讀者可依此類推。圖 10.5 為足厥陰肝經的循行圖，圖 10.6 為南投魚池六十四歲吳將軍肝經的循經排毒。

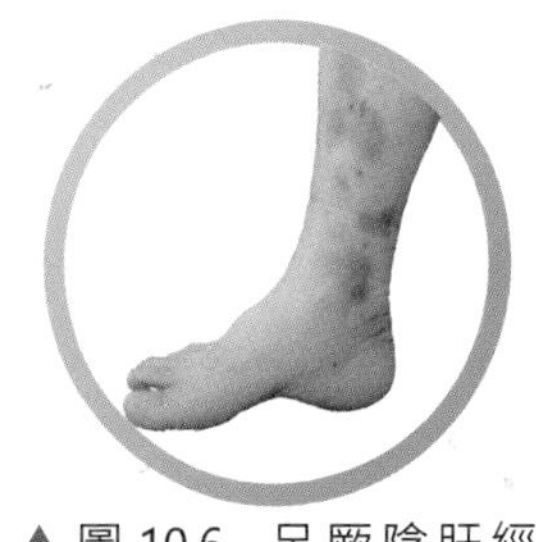
▲ 圖 10.6　足厥陰肝經的循經排毒（含脾經）

生氣與肝經有密切的關係，「肝火」旺盛就是因為肝經不調，所以容易發脾氣；相對的，生氣也會傷害肝臟，且互為因果。平常可多食「青綠色」的食物，如小麥草汁、綠色蔬果，最好午後吃，或者煮綠豆但不加糖，以及綠抹茶等。乳腺也屬於肝經，如果肝經不調，就會影響乳腺。近來一些科學統計研究發現，大部分得乳腺癌的女性，都是因情緒的關係難於表達忿怒，因此，怒氣積在心裡，不但會傷肝，也會引起乳腺的不調，又因為胸腺位在胸口，也容易得到免疫系統的疾病，所以情緒適當的表達和疏通是很重要的。另外，常用眼睛的工作也會傷肝，故需每隔四、五十分鐘就休息十分鐘，閉目養神或起身動一動，以免傷肝又傷心，尤其現代人 3C 產品使用過度，眼疾患者愈來愈多，不可不慎。

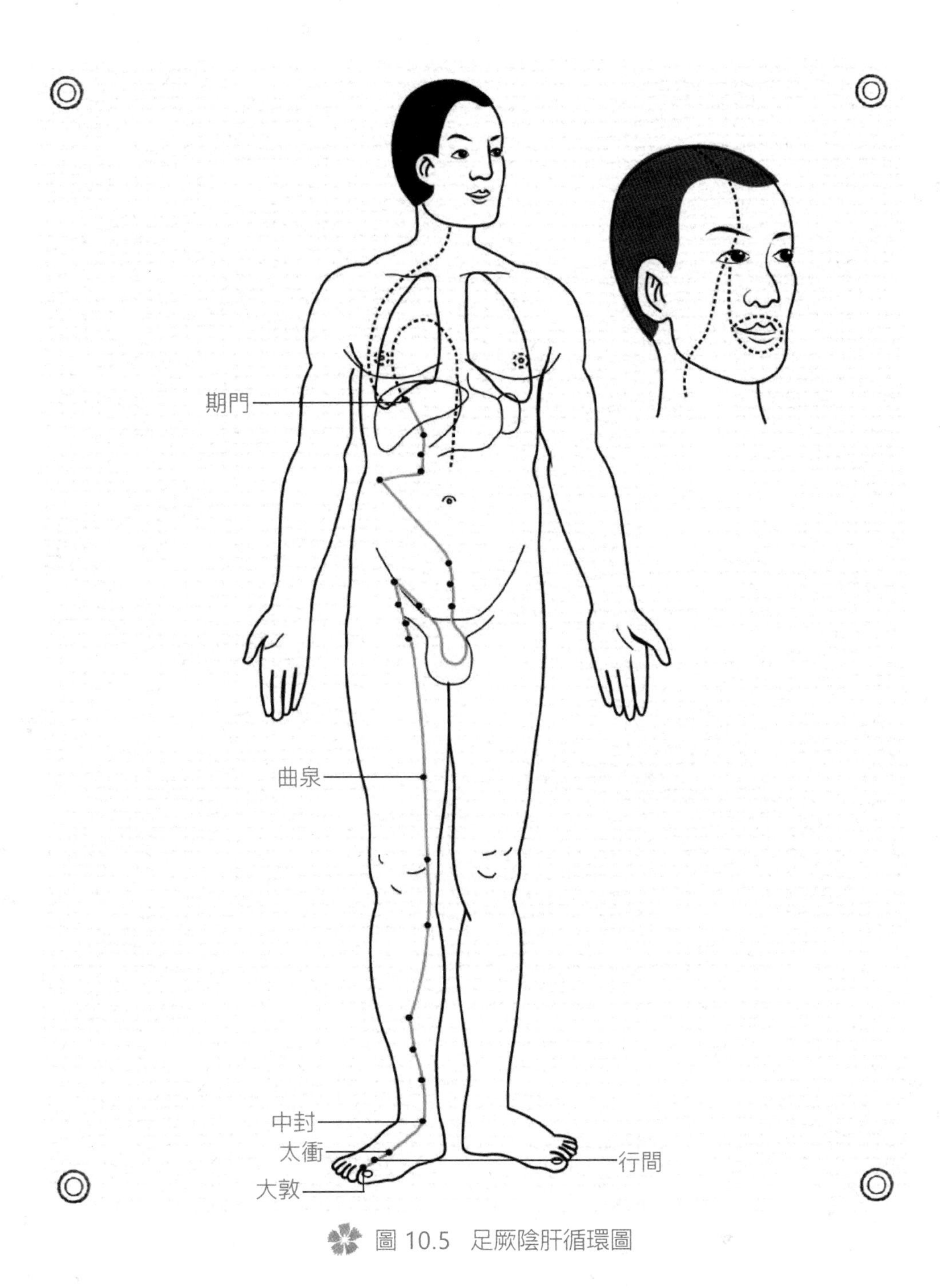

圖 10.5　足厥陰肝循環圖

手太陰肺經

手太陰肺經起於中焦，向下聯絡大腸，回繞大腸後沿著胃向上，經過橫隔膜與肺相接。從氣管、喉嚨部橫出腋下，向下走沿著手臂內側，經過肘窩（肘部摺位），及至腕部，並走在腕動脈血管之上，出大拇指內側末端（少商），另一支脈則從腕後（列缺）走向食指內側（商陽），與大腸經相接。因此小孩子常感冒的，可由父母親常揉其大拇指指甲旁的少商穴，力道由輕至重，可強化其肺部。最好每天運動三十分鐘以上，進行深呼吸運動、擴胸運動以強化肺部，例如，八段錦，它是一種很棒的養生功，請參考本人其他著作[9]，但要在空氣好的地方練習。肺對應五色為白色，故平常可多食「白色」的食物。

圖 10.7 為手太陰肺經的循行圖，再以南投的吳將軍為例，服用靈芝及樟芝一年半時，其身體上的肺經長紅疹子，合併咳出黃綠色的痰，如圖 10.8a 及圖 10.8b 手太陰肺經的循經排毒。由圖 10.8b 手太陰肺經的循經排毒可以看到經絡的對稱性。圖 10.8c 已經看到明顯減輕，且不咳黃綠痰了，其多年的呼吸道過敏完成改善，肺活量大增。再三週後，已排完，皮膚乾淨，如圖 10.8d。

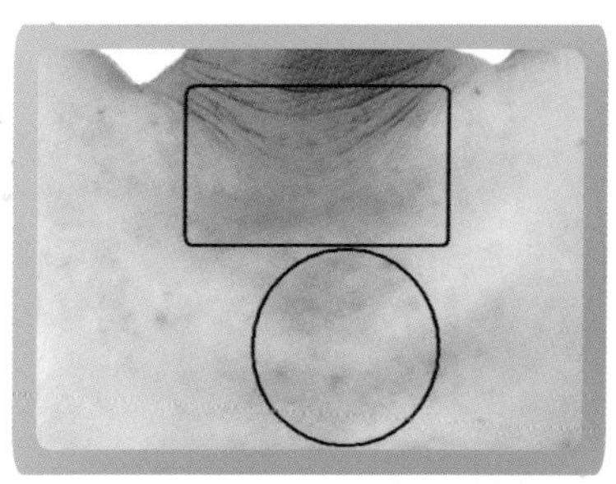

▲ 圖 10.8a　手太陰肺經的循經排毒

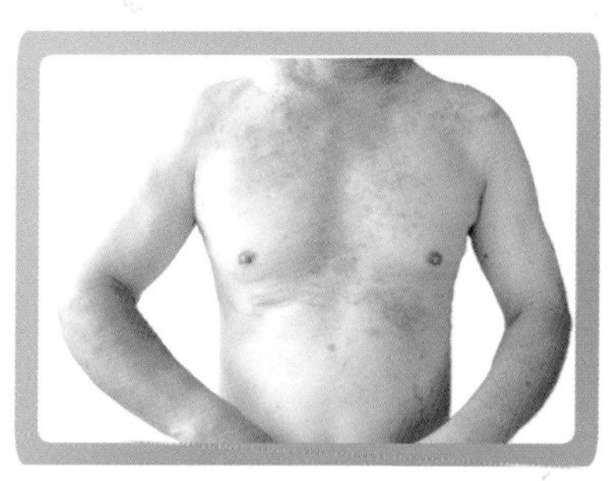

▲ 圖 10.8b　手太陰肺經的循經排毒（經絡的對稱性）

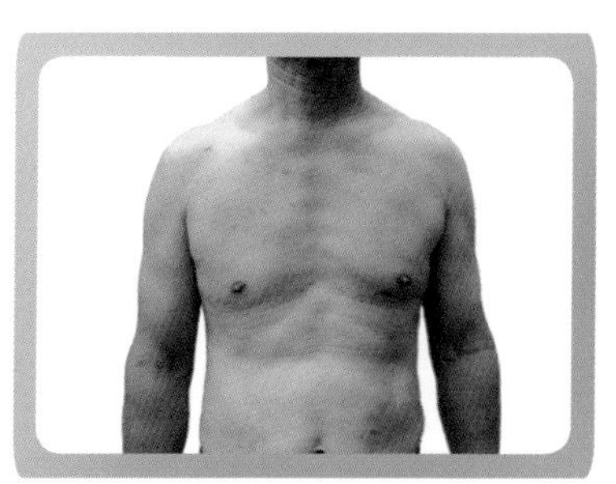

▲ 圖 10.8c　手太陰肺經的循經排毒（三週後）

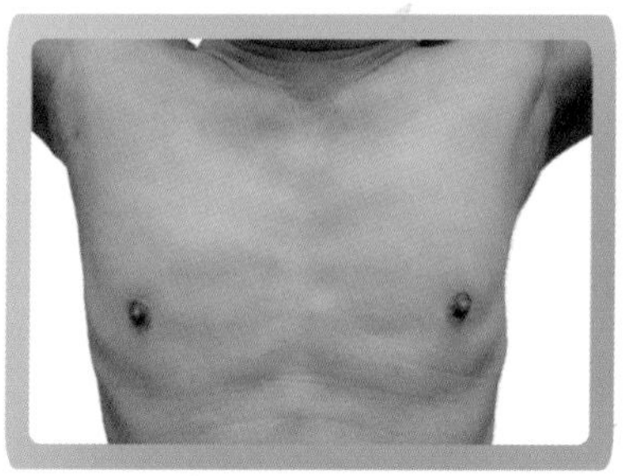

▲ 圖 10.8d　手太陰肺經的循經排毒（再三週後）

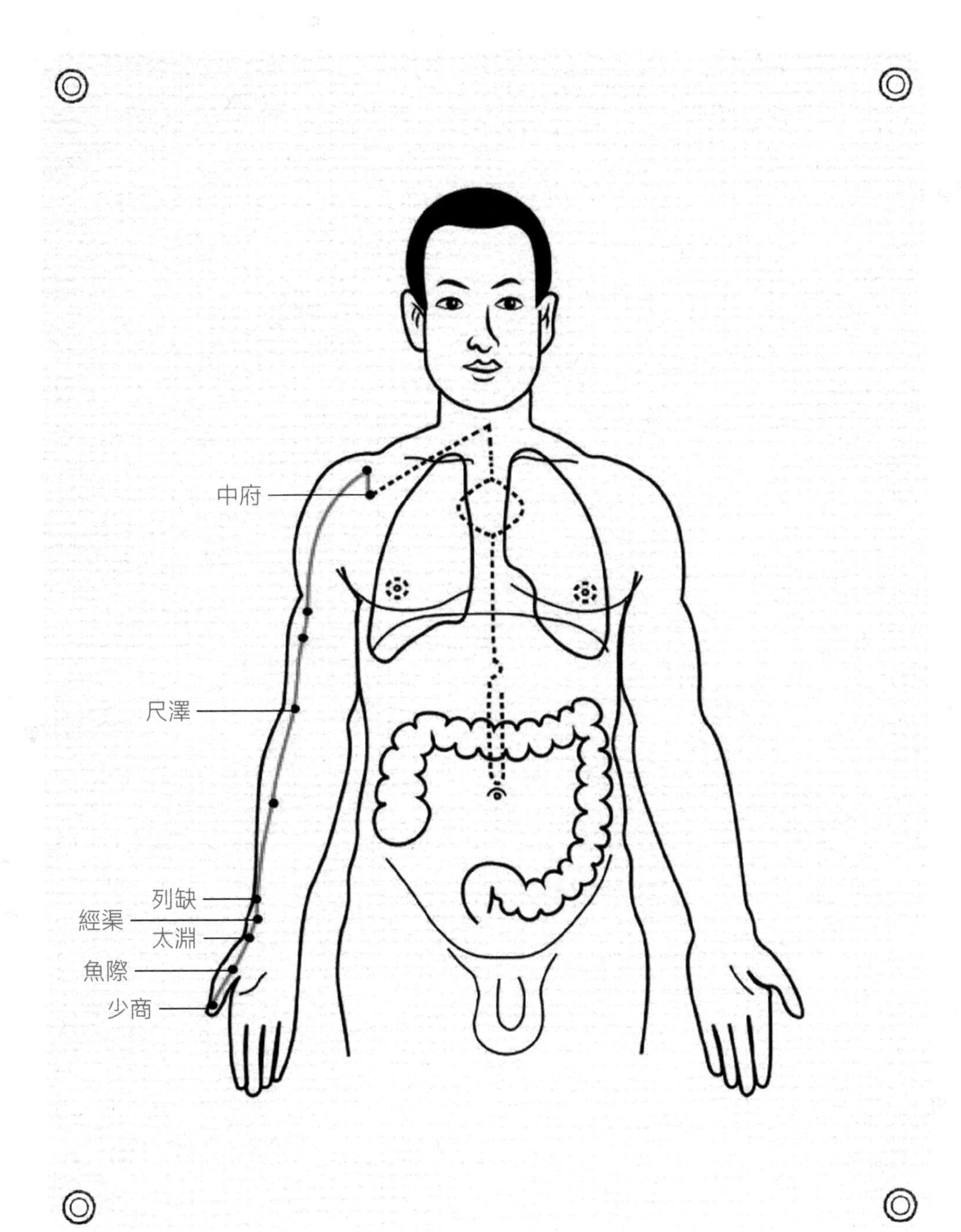

圖 10.7 手太陰肺經圖

手陽明大腸經

手陽明大腸經起於食指末端（商陽），並沿著食指、前臂橈側，進入肘外側，經上臂外側前緣，直走至肩峰（肩部上方），在此，經脈分為兩條支脈，其一向上交會頸部（大椎），下入缺盆，聯絡肺臟，經過橫膈膜，與大腸相接。

另一支脈在體外經頸及面頰，進入下齒及牙床部位，並繞過上唇交會人中部，至另一端鼻側（迎香），與胃經連接。屬陽經，與肺是相配的，如大腸經有不平衡的現象，將會間接影響到肺經。

相對的，如肺有毛病，也會影響大腸，一般人感冒，細菌、病毒感染肺部但往往會有腸系統之併發症如腹瀉或便秘，此乃因大腸與肺經互為表裏經，相互影響所致；至於常便秘的人，由於從腸子吸收回來的毒素太多，也會反應到皮膚上來，呈現暗色，甚至長斑點、痘子。

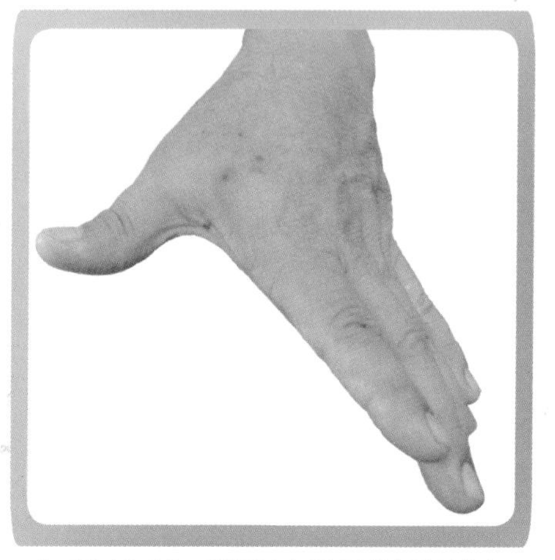

▲ 圖 10.10 手陽明大腸經的循經排毒

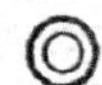

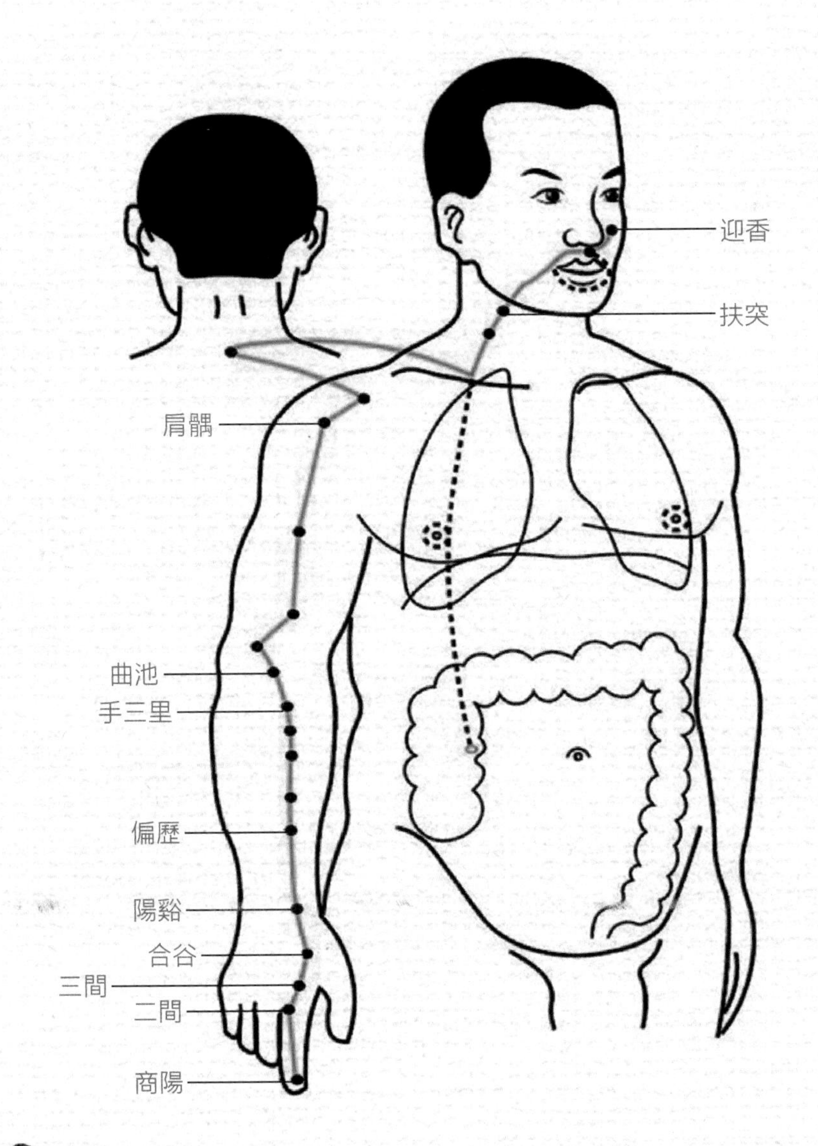

圖 10.9 手陽明大腸經圖

足陽明胃經

足陽明胃經起於鼻翼之側（迎香），交會鼻根中，經過眼內角與膀胱經（睛明）交會，向下沿鼻外側（承泣），進入上齒齦內，繞過唇及下顎，再沿下頷角上耳前，沿髮際至前額（神庭）。一支脈（大迎）向下走，沿喉嚨、進入缺盆，通過橫膈膜，與胃相接，聯絡脾臟。在體外，經脈經過頸，胸及腹，及至股溝，再往下循行於大腿及小腿脛骨外側，直至腳面，及至足二趾尖外側（厲兌）。一支脈從膝下（足三里）分出，向下進入足中趾外側。另一支脈則從足背部（衝陽）分出，走至足大趾內側（隱白），與脾經相接。

如圖 10.11，止於第二與第三腳趾上，和足太陰脾經是一對。本經除了管消化系統外，也管精力或活力。如果咀嚼不足，暴飲暴食，消化系統運作不佳，會間接影響到脾經，而使人瘦弱，甚至引起糖尿病。現代人吃飯太快，不但會傷胃，更會傷脾臟，因為沒有被充分分解的食物，很難被身體吸收。

圖 10.11a 及圖 10.11b 是胃脾經的排毒，但主要的是胃經，此為五十三歲的中年婦女在服用樟芝靈芝後的循經排毒，由圖可以看到她的第二趾頭的指甲呈現黑色，此乃壓力大，長期飲食不調所造成！由左右腳的排毒及黑指甲亦可看到經絡的對稱性。

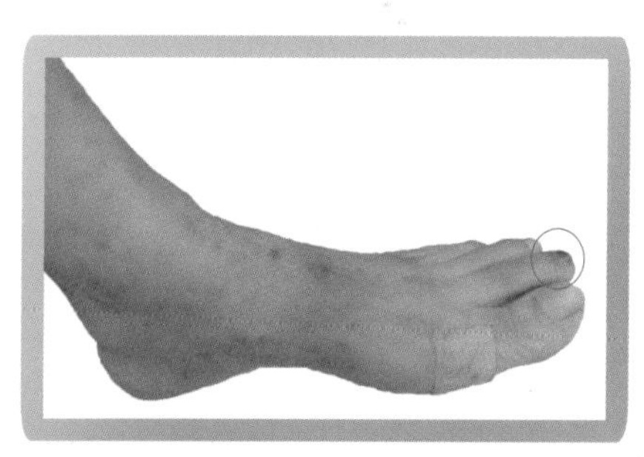

▲ 圖 10.11a　胃脾經排毒

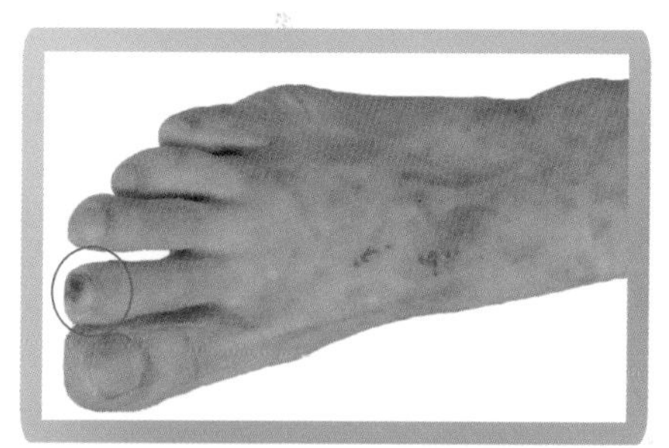

▲ 圖 10.11b　胃脾經排毒

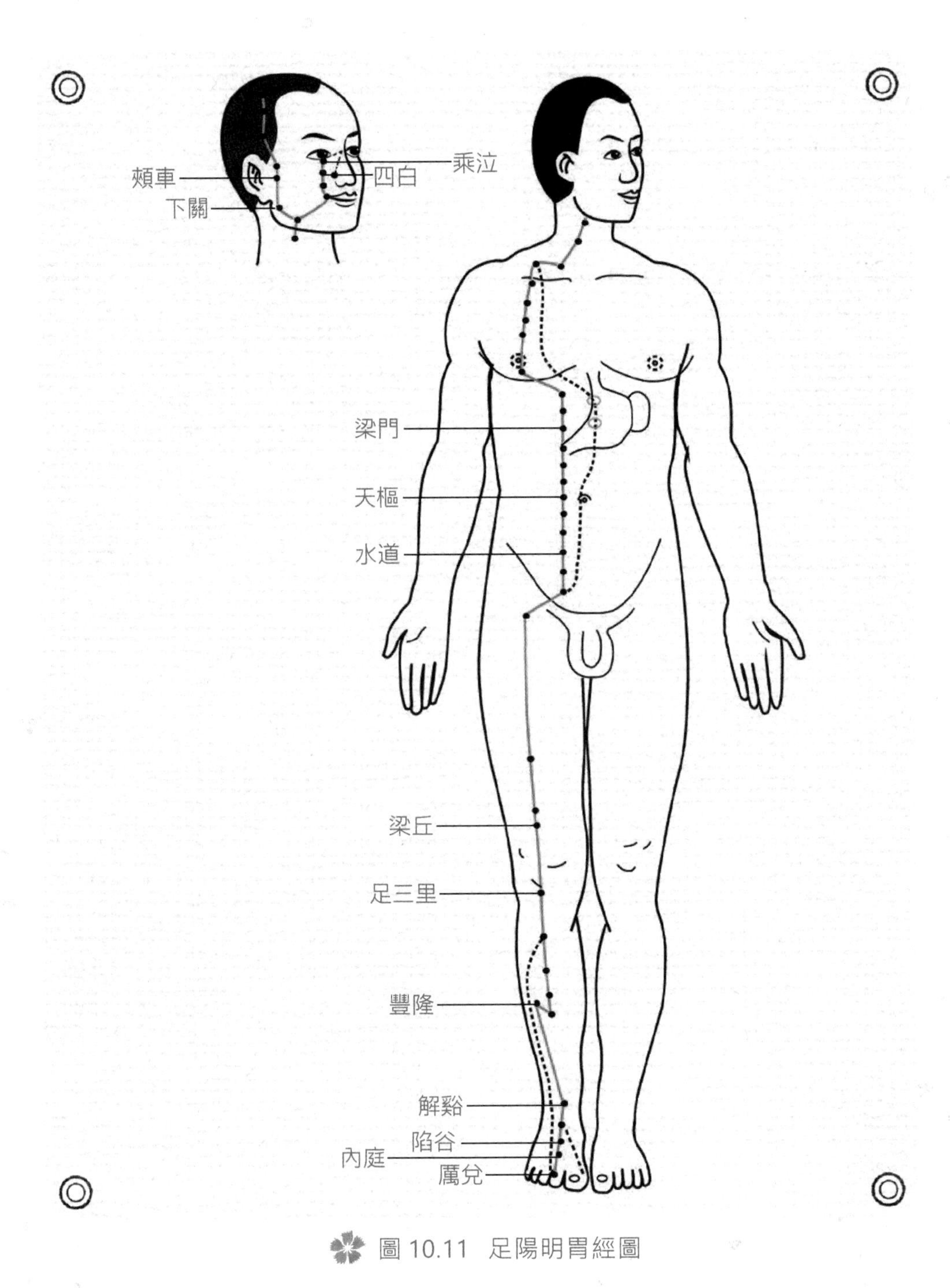

圖 10.11　足陽明胃經圖

足太陰脾經

起於腳拇趾內側的隱白穴，如圖 10.12，沿小腿內側正中線往上行，經過陰陵泉、血海穴進入腹部，與脾相接，聯繫胃。在體外，經脈向上穿越膈肌，沿食道兩旁，連繫舌根，分散於舌下。支脈由胃部分出，向上過橫膈膜，流注於心中，接手少陰心經。由其所走的路線就可知其與消化系統相關，脾經不好，胃口不開，無食慾。胃好但脾臟不好的人，很會吃但不會胖，尤其熬夜慣了的年輕人，其肝（木）受損，長期就會因為五行相生相剋的關係（木剋土），而影響脾臟（土）。脾對應五色為黃色，故平常可多食「黃色」的食物。

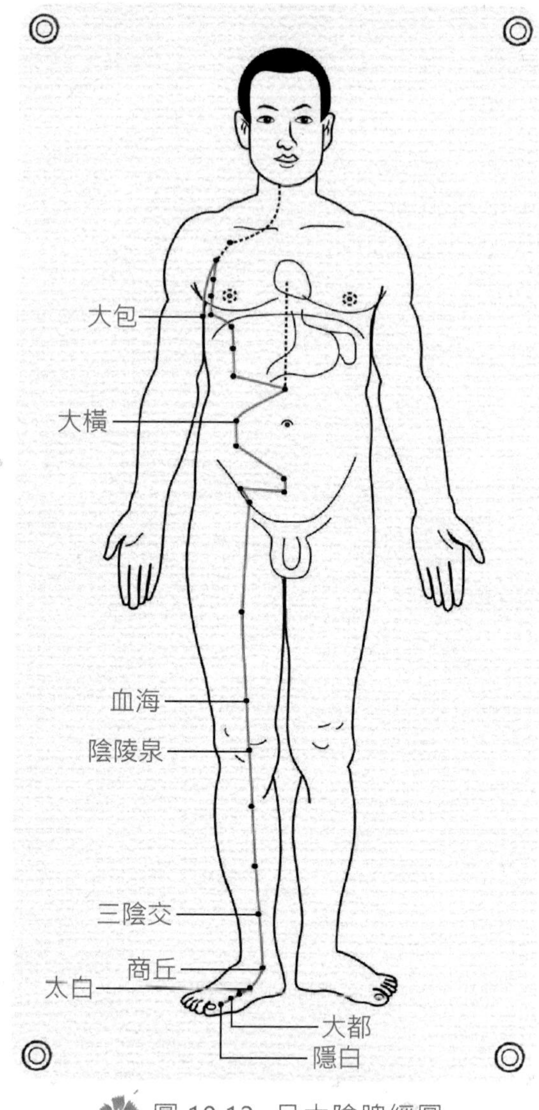

圖 10.12　足太陰脾經圖

手少陰心經圖

手少陰心經起於心中，分為三條支脈。第一支脈出於心臟與其他臟腑相連的繫帶，通過橫膈，聯絡小腸。第二支脈沿著喉嚨走至眼部，第三支脈從臂下分出，並沿著上臂、手肘及前臂，通過手腕及手掌內側，直至小指內側（少衝），與小腸經相接，如圖 10.13。

過分興奮或喜悅，都對心經有不良的影響，故心臟病患者最好生活平穩，勿有情緒的激動，不管現前的事物如何，將來總成「空」，一切應以平常心面對。

小腸經起於小指外側端（少澤穴），屬陽性，與心經配對，故減少污染的食物由小腸吸收也會有助於心經。心對應五色為赤色，故平常可多食「紅色」的食物，例如，紅麴、靈芝等。心臟不好的循經排毒如圖 6.20。

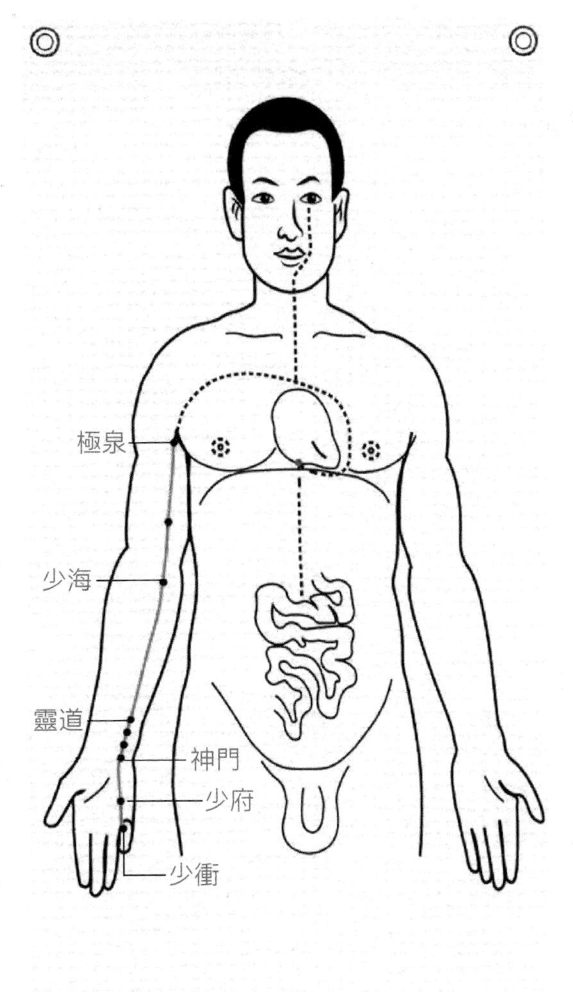

圖 10.13　手少陰心經圖

手太陽小腸經

起於小指外側端的少澤穴，通過手背外側和手腕，沿著前臂外後側上行，至肩胛部，交會於督脈（大椎），進入缺盆，聯絡心臟，沿著食道，通過橫膈、胃部，直達小腸，與小腸相接。

另一支脈則由頸及頰之間，直達眼外角（瞳子髎），再入耳（聽宮）。面頰部短支脈，上行目眶下，抵於鼻旁，進入眼內角（睛明），與膀胱經相連。

如圖 10.14 屬陽性，與心經配對。小腸氣血不順，則消化不良，常包含於脾的運化功能障礙中。晚上吃太寒的水果或蔬菜，就會消化不良，拉肚子，可以揉少澤穴及腹部以改善之。

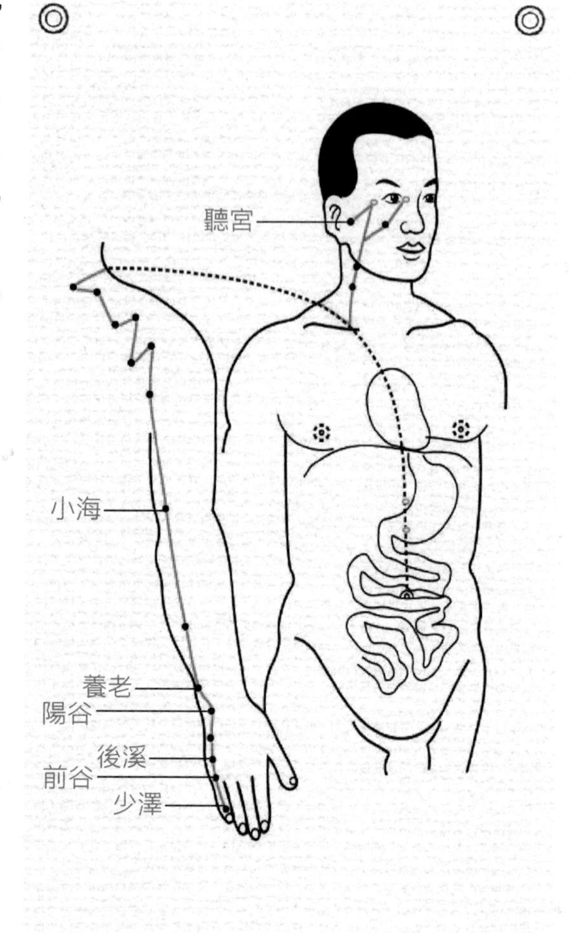

圖 10.14 手太陽小腸經圖

足太陽膀胱經

足太陽膀胱經起於眼內角睛明穴，如圖10.15，向上到達額部，左右交會於百會穴，下行交於大椎穴，再左右沿肩胛內側脊椎骨旁開一吋半而至腰部，由脊旁肌肉進入，與腎臟聯繫，至膀胱。其他支脈則橫過肩背後部，在較外部向下循行，與內支脈相鄰及平衡，直達臀部。兩條支脈分別沿著不同路徑行於大腿後部，於膝後（委中）匯合，匯合後繼續向下沿著小腿背部行走，繞過外踝，達足小趾外側（至陰），與腎經相接。

若是頻尿或是其他泌尿系統的問題，揉搓至陰穴有很好的功效。如前所述，下午三至五點氣走膀胱，此時喝水較易排出水分，也是最好喝水的時間，可以將許多的廢物沖出。服用樟芝靈芝後的足太陽膀胱經循經排毒如圖10.15a。

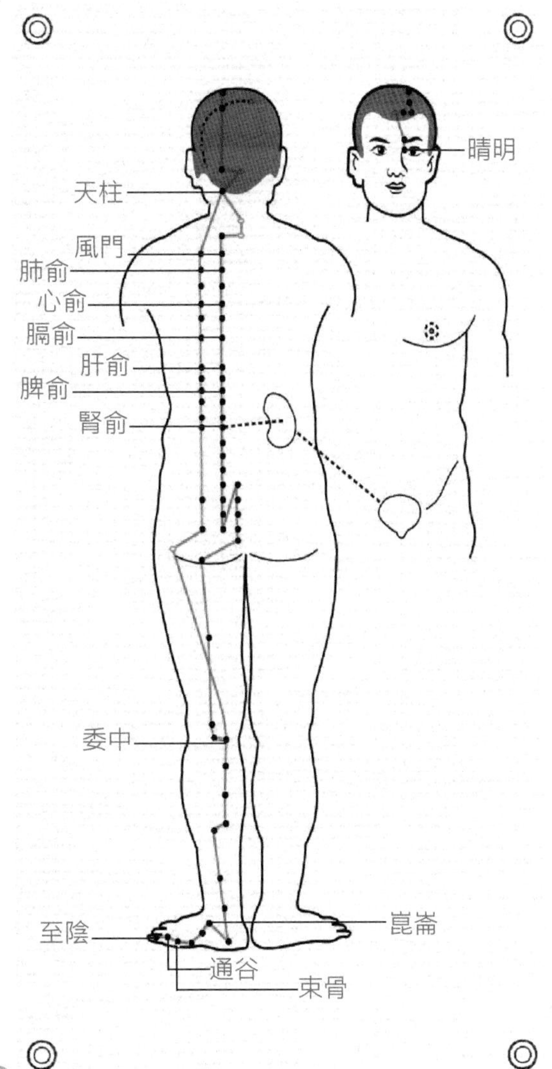

圖 10.15　足太陽膀胱經圖

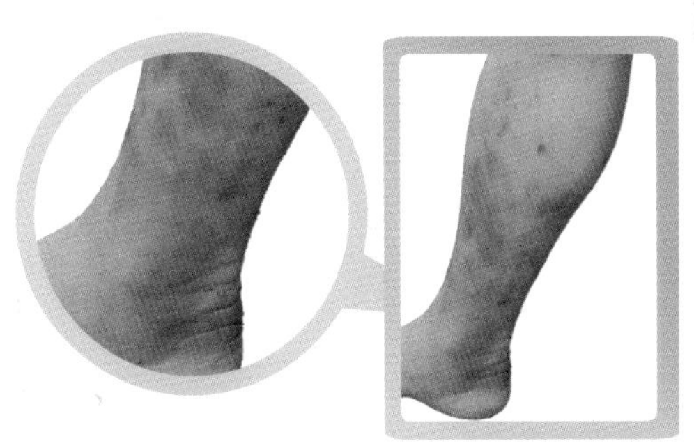

▲ 圖 10.15a　足太陽膀胱經循經排毒

足少陰腎經

足少陰腎經（屬陰）如圖10.16，起於足小趾之下，交於足底心及腳內側（湧泉），繞過內踝，沿著小腿及大腿的最內側，上行至脊骨的最底部（長強），並進入腎臟，與膀胱聯繫，出於盆骨，沿著腹部上行至內鎖骨處。另一支脈則在體內從腎上行至肝、橫膈膜、肺、喉嚨直至舌根部。此外，另一小支脈從肺部分出，與心及心包相連接。

足少陰腎經（屬陰）與足太陽膀胱經（屬陽）是一對。服用樟芝靈芝後的足少陰腎經循經排毒如圖10.15a中的腳踝上方處。

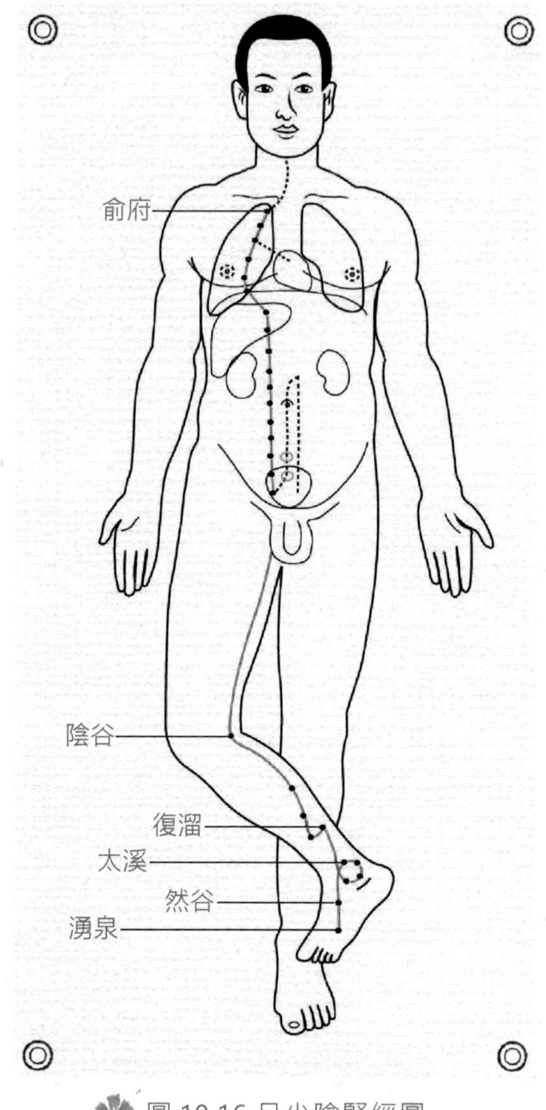

圖10.16 足少陰腎經圖

在中醫的理論中，腎經占有很重要的地位。所謂腎經包括腎上腺及生殖系統，所影響的範圍有骨頭、牙齒、耳朵、聽覺、頭髮等。故云：腎主骨，開竅於耳。同時腎經也主管睡眠。腎經不調時，會有耳鳴、落髮、無精力、惡夢、睡不安穩等症狀。補腎的方法很多，最重要的一點少吃鹽和動物性蛋白質。腎對應五色為黑色，黑色的食物如黑豆、黑棗、黑芝麻、海帶等都有益於腎。恐懼的情緒傷腎，相對的，在腎虛弱的情況下，也會有無名的恐懼感，對很多事都怕。因此對人世間事物的變化常做「無常觀」，以不變應萬變，也可避免腎臟方面的疾病。另外，時常按摩腎臟或以雷射針灸刺激湧泉穴，都可以強精壯骨，增補先天氣。

手厥陰心包經

手厥陰心包經起於胸中，如圖10.17，出於心包，向下通過橫膈膜，從胸至腹依次連絡上、中、下三焦。其中胸部支脈，沿著胸中，出於脅部，向上走至腋窩中，並沿上臂內側，向下行於肺經與心經之間，經過肘窩後，一直沿著前臂、手掌直達中指指端（中衝）。

掌中支脈：從勞宮穴分出，沿著無名指到指端，與手少陽三焦經相接。心包經中的內關穴是一個很好的養生穴道，可以解胸悶、補心氣。

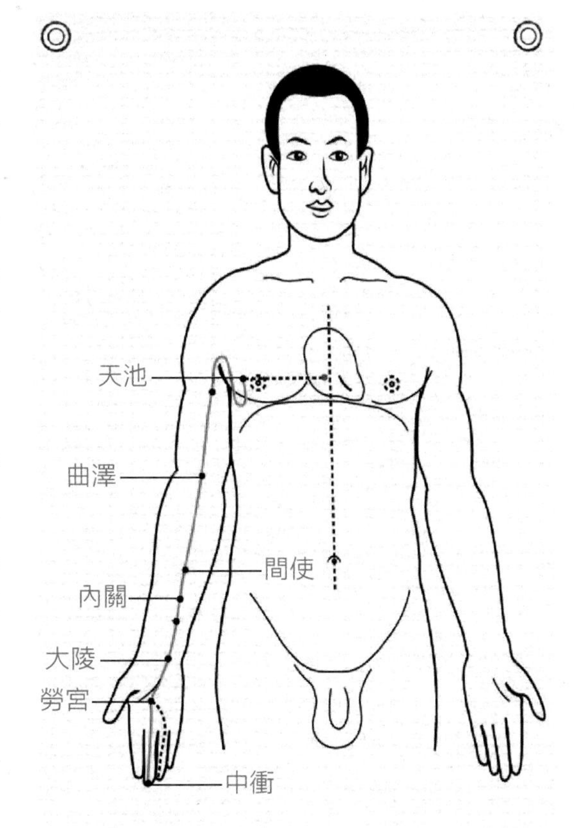

圖 10.17 手厥陰心包經圖

手少陽三焦經

手少陽三焦經起於無名指末端的關衝穴，如圖 10.18，向上經掌骨、腕背、上臂達肩部，並於肩膀處分為兩支脈。其一支脈進入體內胸部，經過心包橫膈膜，並聯繫上、中、下三焦。

另一支脈則由胸向上循行於頸的側部，繞過耳部及面部，最後達於眼眉外側（絲竹空），與膽經相接。

分布於胸中，聯絡心包，三焦系統即淋巴系統，淋巴器官有胸腺、脾臟、扁桃腺、腸管，由於喉嚨、鼠蹊處淋巴結最多，故三焦經對應之病變多為感冒、喉炎及長期疲勞。

常熬夜的大學生多有長期疲勞的現象，不只上課無精打采，更常感冒。服用樟芝、靈芝後手少陽三焦經的循經排毒如圖 10.18a。

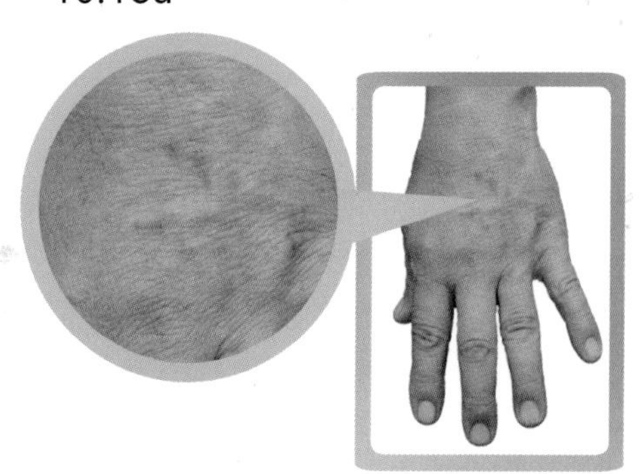

▲ 圖 10.18a　手少陽三焦經的循經排毒

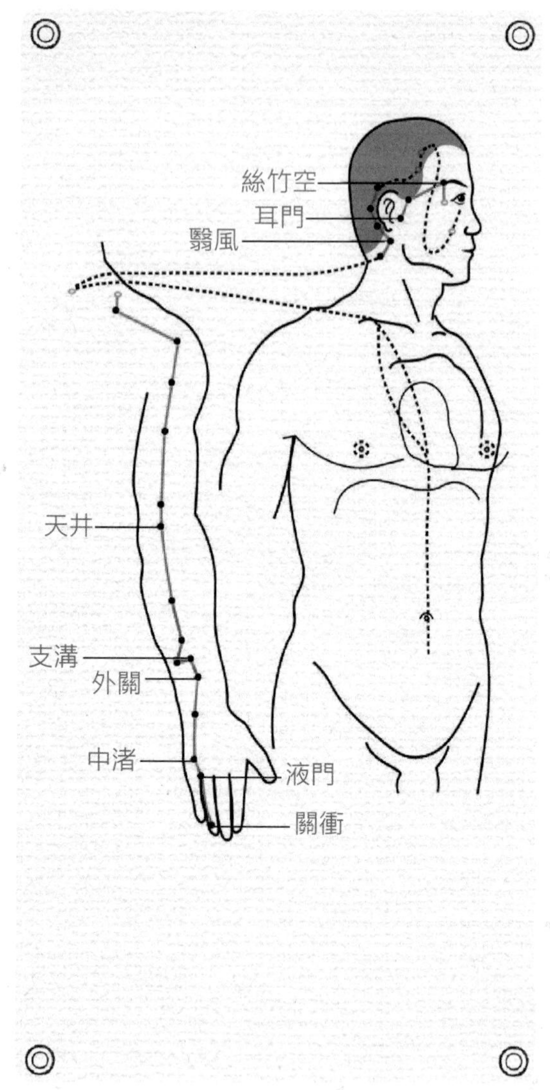

圖 10.18 手少陽三焦經圖

任督二脈在武俠小說中常被提起，督脈起於小腹，沿著背後脊椎，上達頸後風府穴而進入腦內。任脈也起於小腹，沿著腹內到達咽喉部，再上行環繞口唇，經過面部而進入目眶下（承泣穴），因此脊椎不正的人往往體力不佳，需要透過整脊功法來改善。由於此二脈的氣脈源頭在丹田（肚臍以下三指幅），故可藉著簡易站樁來強化，只要正確的姿勢加上觀想丹田，則氣將源源不斷，充滿全身。至於自己矯正脊椎的方法可以參考我其他的著作[9]。

由以上的原理知道：身體的十二經絡皆經由手腳之末端，故藉按摩手指、腳趾頭可將能量轉移進入身體，以改善疾病，例如，嬰幼兒常感染呼吸系統的疾病，就算不知道穴道或神經反射區之所在，可先輕揉其耳朵，輕拉輕放，然後按摩其頸部使其放鬆，也可用右手按摩其十個手指頭和腳趾頭指甲邊的穴道[9]，這些穴道有許多書可參考，在此不贅述，患者起初會感覺疼痛，隨著施治的時間增長而疼痛減緩，施治者漸漸增加力道，對其病情改善會有很大的幫助，但施治者的身體要好才行。

作者專欄

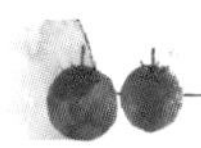

記得年輕時，喜愛登山，在玉山北峰賞風景，同行的一位女畫家，突然高山病發作，心臟不適，其他的山友早就往排雲山莊去了，只有我跟她，因此只能立刻按摩她的內關穴，並要她深呼吸，按摩十分鐘後，她的症狀解除了，真是令人捏了一把冷汗！

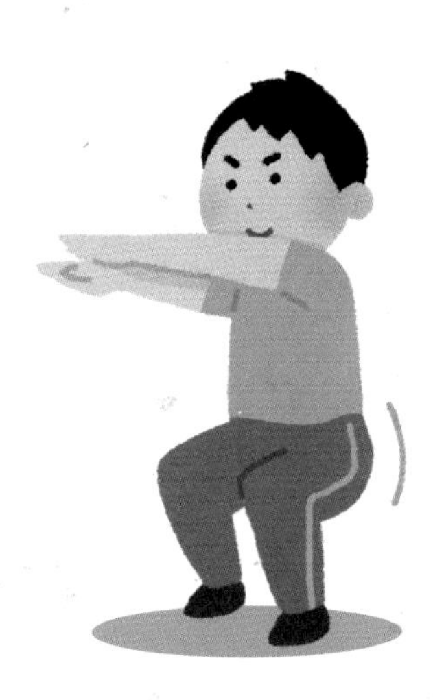

作者專欄

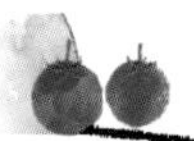

吳老師 您好：

我是您學生郭女士的小姑陳〇〇，我至目前為止，使用同時含有樟芝及靈芝的產品已近三年。我口腔長扁平苔蘚已二十多年，當初在高雄醫學院做切片檢查時醫生告知這大都是情緒壓抑造成。若要治療：一是冷凍療法，但會再長；一是用類固醇終生控制。這兩個方法都不是好辦法，醫生建議最好是暫不理它，而從改變生活形態去嘗試。我當時也請教醫生那最終結果，醫生告知：一是痊癒，一是約五年轉成正式口腔癌，又或不惡化也不好，總之對我來說是未知。當時孩子還很小，就怕他們不能平安快樂成長，那只能衝著三分之一的痊癒率努力了。

二十多年過去了，期間就學著放寬心懷，也一直都有食用靈芝保健膠囊，但一直都是沒惡化也沒好，發作或曬太陽時嘴唇會癢痛，口腔內有說不出的不舒服感與乾燥感，本想隨它去，反正兒子們都長大了，但大嫂告訴我季華老師曾是生技公司的顧問，看了許多期刊論文，找出牛樟芝及靈芝配方最好的比例，提供給廠商生產，建議我使用。

於是我停止靈芝改用樟芝及靈芝的複方，時間大約是大前年十一月中旬。開始也沒多想就照原來習慣早晚空腹各兩顆，使用了約一年半左右，有天照鏡子發現嘴唇因病變而凸起發黑的地方竟然平了、顏色也淡了，趕快用手感覺一下，確實感覺不到凸痕，又用舌頭掃描口腔內壁竟也感覺不到凸痕，當下一回想好像很久沒口腔不舒服了，也沒口腔一破就一個多月的狀況發生了，但又想這狀況能否維持長久？至此就較常檢視自己狀況，又過了約半年一直都很穩定，而且當年度的健康檢查肝指數也正常，反而原本輕微脂肪肝也沒了，這才確定樟芝及靈芝對我莫大的幫助，也才告訴大嫂和老公。

萬分感恩季華老師也謝謝嫂嫂，去年洗牙時特地請牙醫師幫我檢查，醫生也說我一切ok，老公也跟著我服用樟芝及靈芝複方一年多了，他是已進行幹細胞移植的白血病患者，因化療、放射治療、移植、抗排斥治療等而使得肝指數一直都無法正常，但最近一次的追蹤檢查，血液和肝指數已完全正常，所以他也很乖的持續服用樟芝及靈芝。我們正期待下次的追蹤檢查，以便更肯定樟芝及靈芝複方對我們的幫助。

無限感恩

陳〇〇 合十

2016/8/25

養生筆記

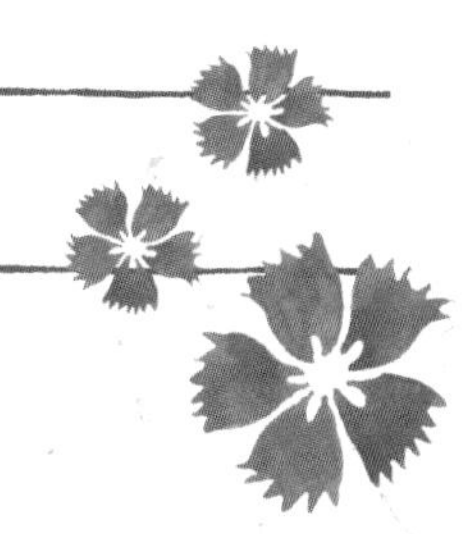

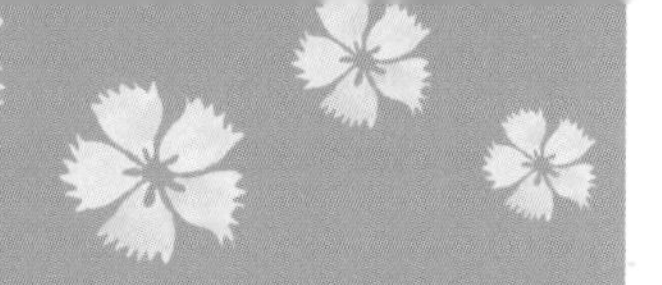

11 面部望診簡介

11.1 面部望診的基礎理論

在這裡提到中醫的望診是有點自不量力，但二十多年來的觀察多少有些心得，且前面提到的靈芝或樟芝的循經排毒也是與此有關，故與讀者分享一些心得，讀者可由此入門，細心觀察，尤其是醫生，有科學的儀器驗證觀察所得，日久功深，自能嘉惠大眾，比較能快速找對方向，對症治療。

依照中醫五行五色五官之關係，及五行化生五色，如表 11.1 ，例如，食物黑色入腎，白色入肺，依此類推。

望五官五色可診病之虛實，例如，臉上呈現紅色，表示有心血管的疾病，可能是高血壓或心臟病等，臉色黑則腎不好，如表 11.2所示。

表 11.1

五色	五臟	氣
青	肝	風
赤	心	暑
黃	脾	濕
白	肺	燥
黑	腎	寒

表 11.2

五官	五色	病
目	背青	肝病
舌	赤	心病
唇	黃	脾病
鼻	白	肺病
耳	黑	腎病

楊維傑書中[15]所繪的面部色診分屬部位圖，如圖11.1，只要相關位置有不同的紋理或長東西或顏色不對，就是表示相關的器官有問題。其中他沒提到的，於此補充說明之，以嘴唇為例，上嘴唇為脾，下嘴唇為胃，胃脾不好除了鼻頭及兩翼有不同外，也可依此做參考，以了解其病之起因。而顴骨外側即婦女之卵巢，若有現象則表示有不好的東西堆積或氣血不足，亦可為參考；至於十二經絡有部分是走過臉頰的，因此也要適時參照其循行路徑（循經感傳）才是，這部分可參考其他有關中醫經絡的書籍。

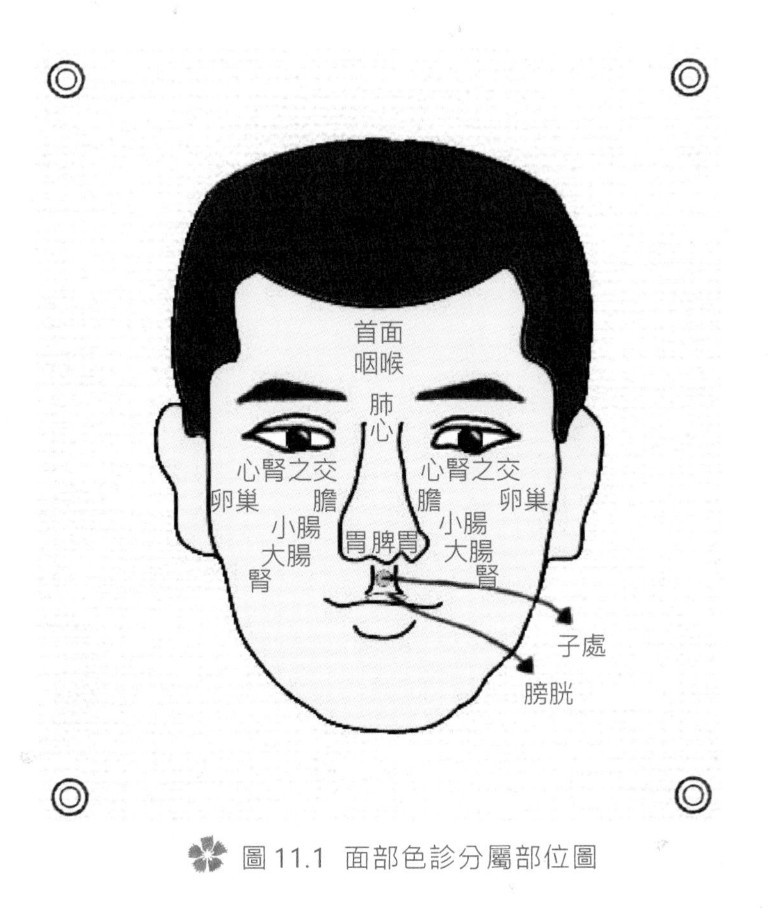

圖11.1 面部色診分屬部位圖

楊維傑書中面部之十八望診點與臟腑疾病之反應部位：

1.天庭：也就是兩眉至髮際，主面部及頭部。

2.闕上：亦即印堂之上，主咽候部位的情形。

3.闕中：兩眉之間，謂之印堂，是反應肺之狀態。

4.山根：就是兩眼之間，鼻梁起點，對應心臟的狀態。

5.年壽：指鼻柱中間，有關肝之疾病，肝有損者色暗或長痘痘。

6.面傍：年壽之左右，即鼻柱左右，有關膽之疾病。

7.鼻端：年壽之下，即準頭鼻孔，有關脾之疾病。

8.鼻孔：有關胃之疾病（脾胃相連故候胃）。

9.顴下：即顴骨下，有關大腸之疾病（頰內高骨也，在腎下之部）。

10.顴內小府：即兩顴之內，有關小腸之疾病（小腸在大腸之上故候之）。

11.面王（準頭下）：即人中承漿之位置，有關子處（女為子宮）膀胱之疾病。

12.當顴：即顴本身則候肩，亦即反應肩膀。

13.顴外：即顴外是反應臂膀。

14.顴外之下，乃候手位。

15.根傍：即山根兩傍，反應乳膺（胸前），女則反應乳房。

16.繩上：即頰骨上引，是反應背部。

17.牙車：頰骨下引牙車骨，反應下股、膝、脛、足部位。

18.兩頰：有關腎及腰臍之疾病（耳前之下也）。

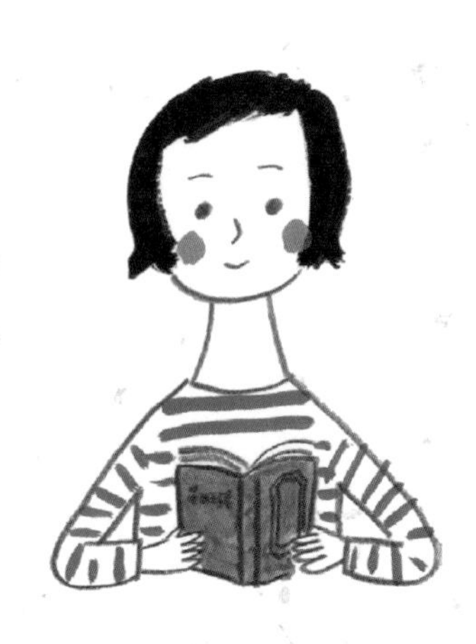

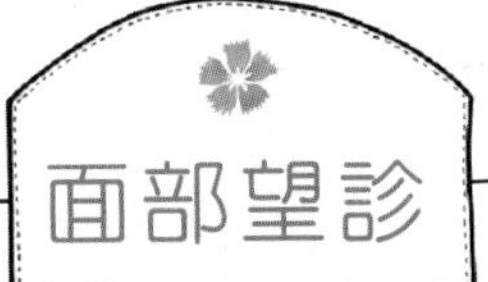

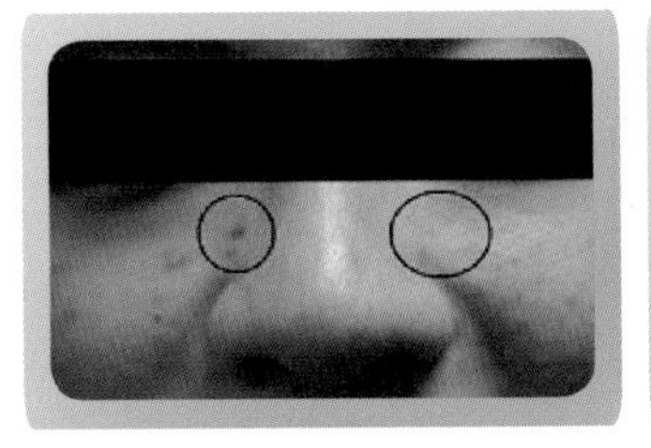

▲ 圖 11.2
熬夜造成膽病的照片。

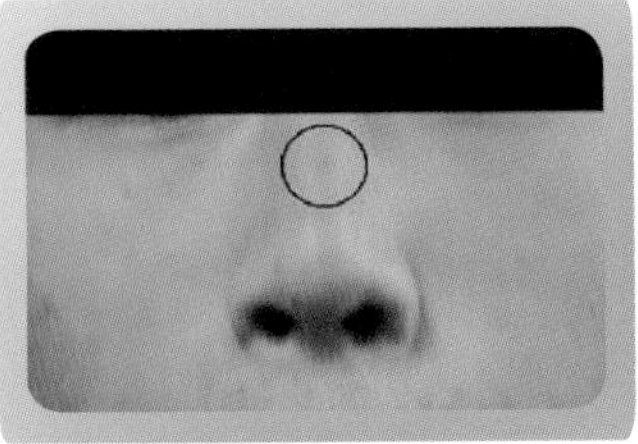

▲ 圖 11.3
熬夜造成肝病的照片，一樣是熬夜，一個吃消夜，一個不吃宵夜，所傷的位置不同。

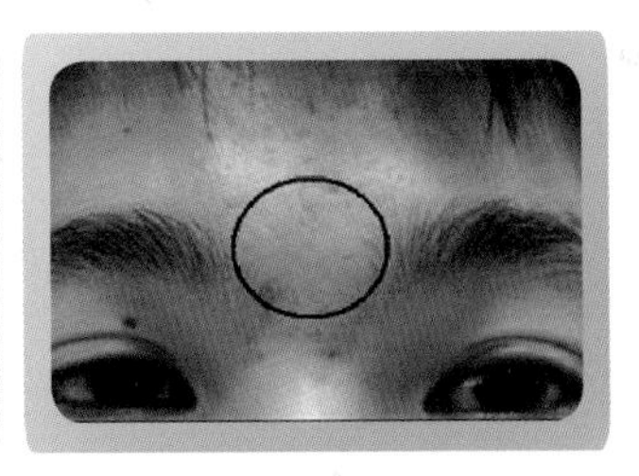

▲ 圖 11.4
肺及氣管差，經常感冒。

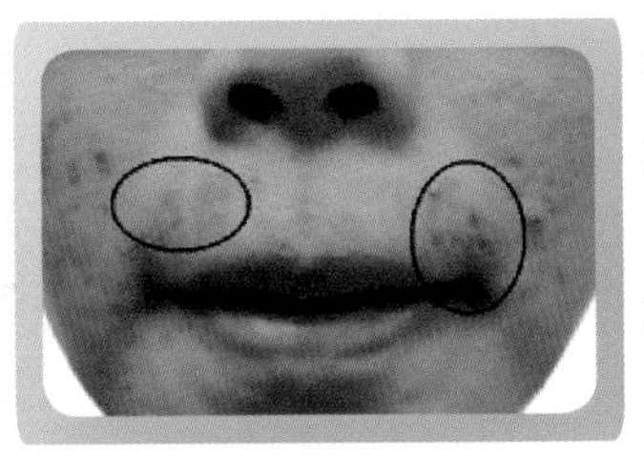

▲ 圖 11.5
大腸的升結腸及降結腸毒物較多。

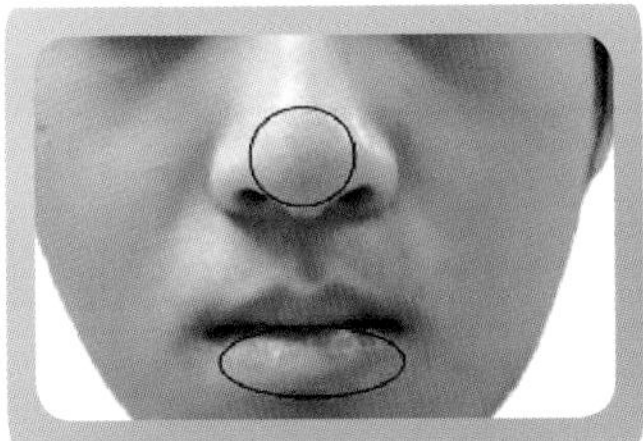

▲ 圖 11.6
人吃飯太快傷胃氣，下嘴唇微脫皮（胃），間接傷脾（鼻頭）。

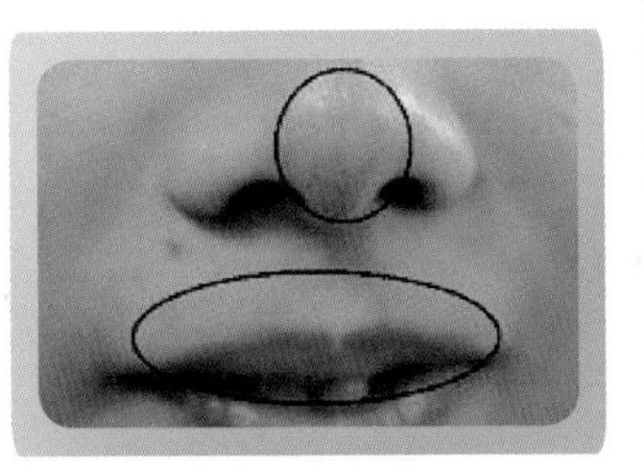

▲ 圖 11.7
因吃太多冰而傷脾，故上嘴唇為微紫色（脾）。

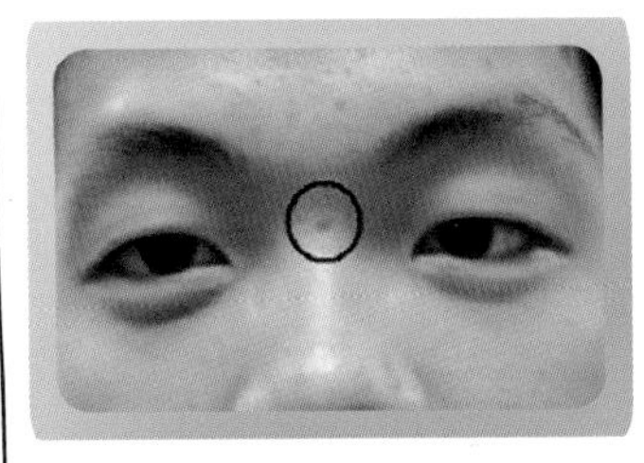

▲ 圖 11.8
心臟曾因壓力過大或心急而造成不適。

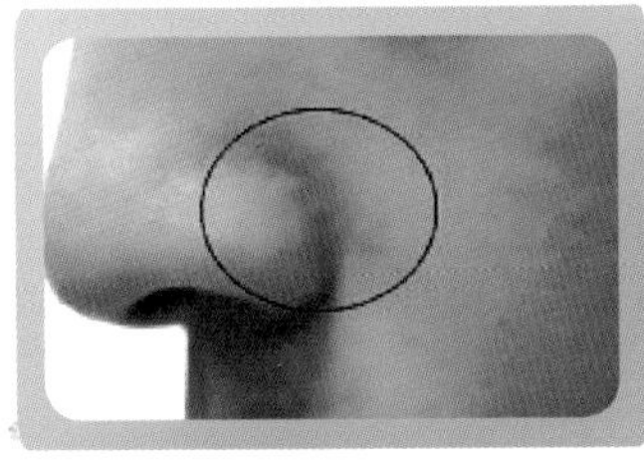

▲ 圖 11.9
圖中的位置微黑代表小腸不佳。

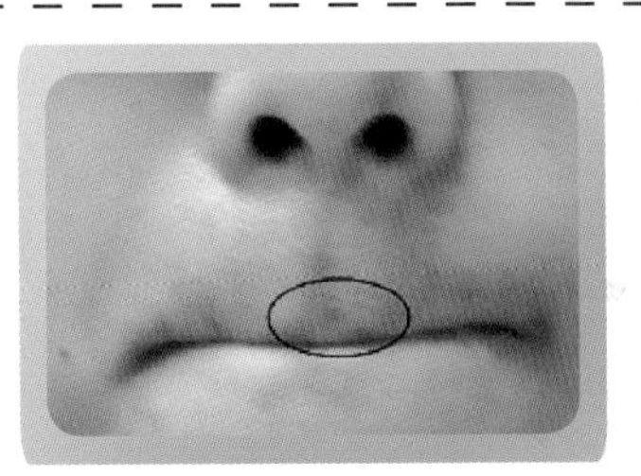

▲ 圖 11.10
水喝的少，故膀胱反應處長疹子。

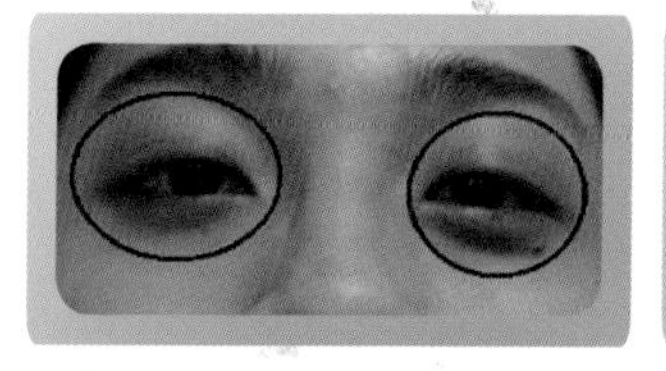

▲圖 11.11
因為行房過度而造成腎虛，上下眼瞼皆浮腫帶黑色。

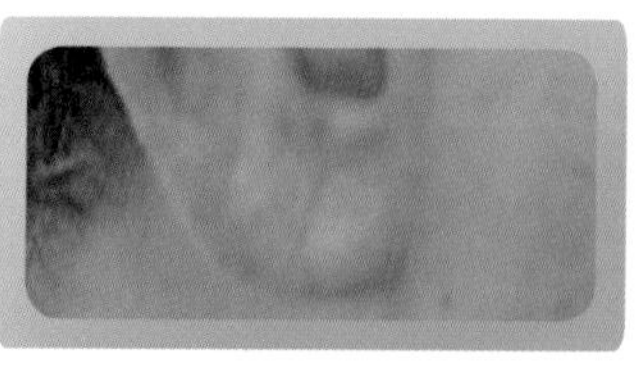

▲圖 11.12
耳垂的線條代表心包絡氣血不足，起初會有心律不整，日久則會產生冠心病。

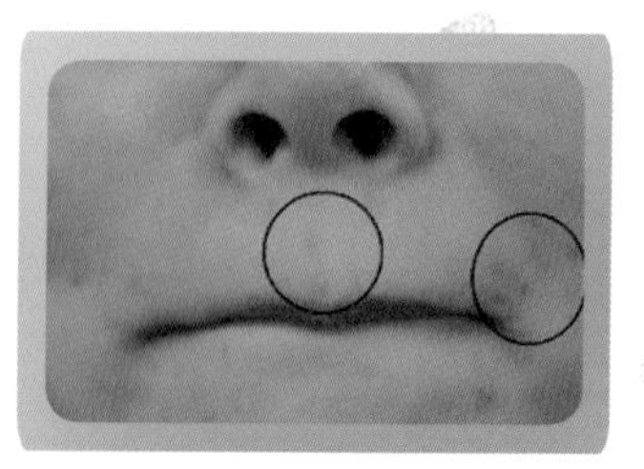

▲圖 11.13
月經來時會痛（子宮）及大腸便秘。

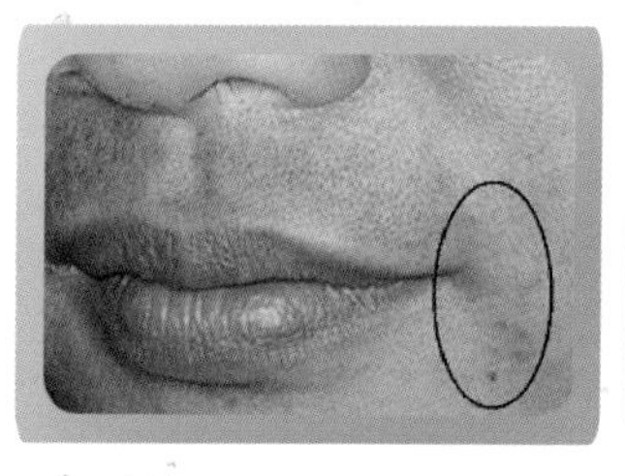

▲圖 11.14
大腸反應位置之組織紋理改變，成塊狀，是為直腸癌。

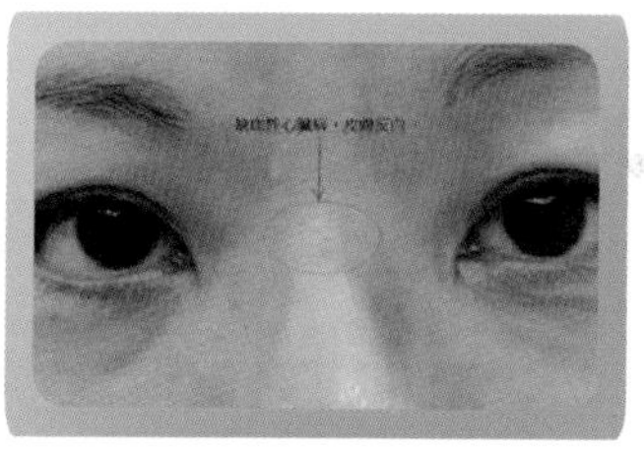

◀圖 11.15
圖中的山根為白色，是為缺血性心臟病，在西醫學上也有望診的例子：比如說腎臟病晚期會出現臉色黑黯無光澤；心臟瓣膜疾病（如二尖瓣、三尖瓣狹窄或閉合不全），會在臉部兩顴部出現潮紅；而黃疸性肝炎則皮膚、鞏膜呈現黃色；此點與五行化生五色相通。

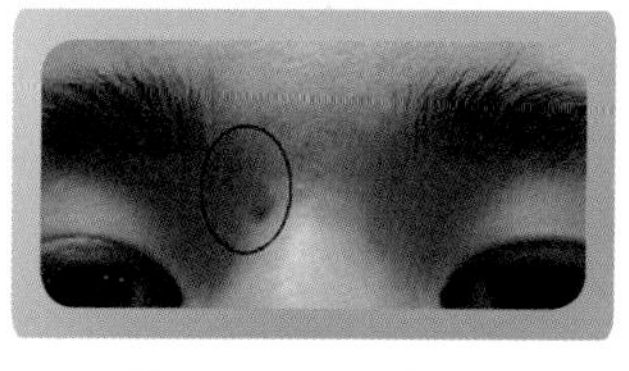

▲圖 11.16
根傍（山根兩傍）有紅點微黑表示靠近乳頭附近之右胸痛。

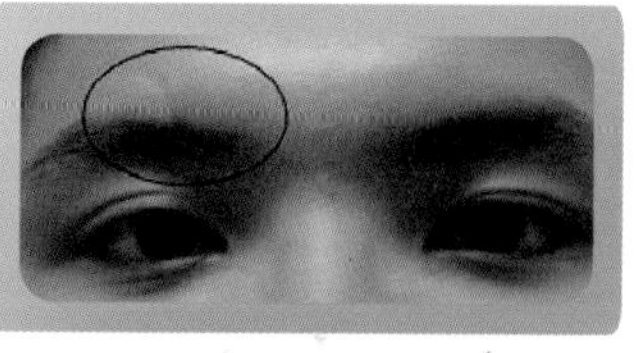

▲圖 11.17
臉上有疤而傷右肺，故身體（包括臉部）都不可以有傷，否則會傷及臟腑。

11.2 面部熱像圖介紹

筆者因為研究的關係，有機會使用熱像儀進行天帝教教友的氣功研究，因為看了幾百人的臉部熱像圖，發現上述相關面相位置的溫度如果過低或過高，也是有相關的疾病，例如，一位學生因為考試壓力造成脾及胃部不舒服，故其鼻頭的溫度過低，又造成內分泌失調，故臉頰溫度也略低，如圖 11.18。

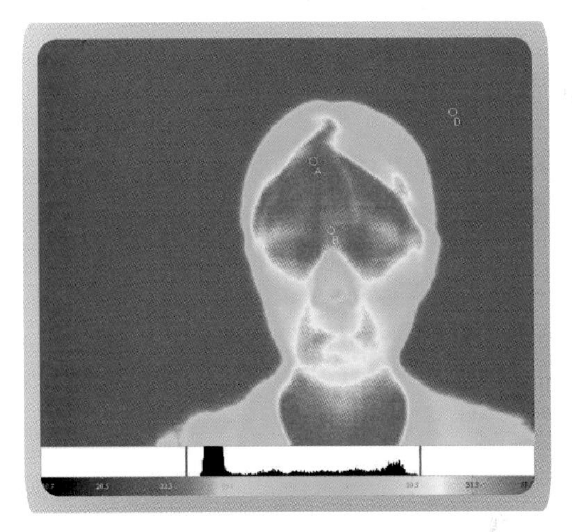

▲ 圖 11.18　胃部不舒服的熱像圖

肝臟不佳者的熱像圖，鼻樑中間溫度過低，如圖 11.19，普遍大學生都有肝氣不足的現象，而鼻樑中間溫度過低，很容易感覺吸不到氧氣或是嚴重鼻子過敏。

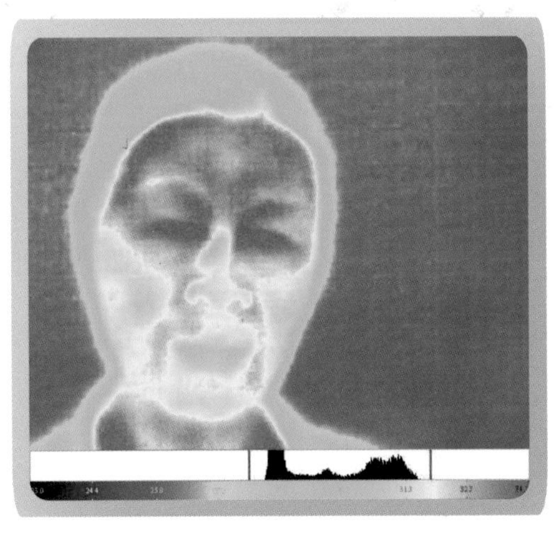

▲ 圖 11.19　熬夜肝臟不佳者的熱像圖

拉肚子（小腸不佳者）的熱像圖則表現鼻翼的溫度過低，如圖 11.20。

腎臟發炎後的熱像圖如圖 11.21，可看出其上眼皮的溫度較低，還有許多的例證不再贅述，未來有機會與醫生配合研究時再深入探討。

一般人的疾病有單一的臟腑病變，也有多個臟腑同時病變，因為人體各臟腑互通氣血，自然就會是複合型的疾病居多，故望診也要詳看各處才是。讀者請參考上列資料就可融會貫通，或想更深入研究者，醫宗金鑒或其他四診的書籍皆可參考之。使用樟芝及靈芝排毒時，也會排在臉上，可依上述的位置來判斷是屬於哪邊的毒物，另外四肢及身體的排毒也是依經絡的循經排毒，讀者可以參閱前一章或其他中醫書籍便知。

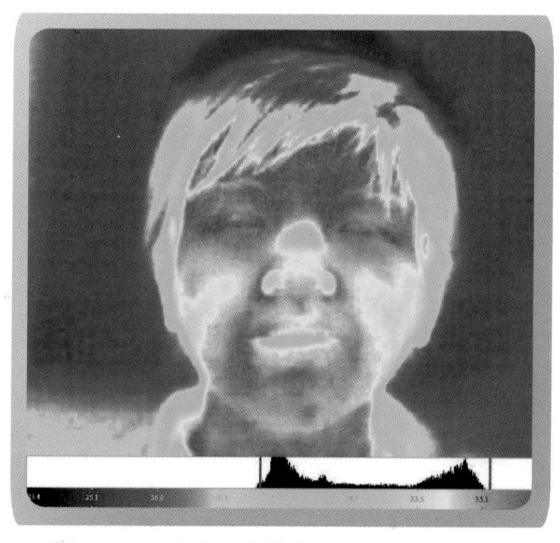

▲ 圖 11.20　拉肚子的熱像圖（胃及小腸不佳者）

我們現在的環境毒害非常嚴重，住校或住學校附近的學生們都吃重口味的食物，還有經常喝飲料，這其中所含的各式各樣的添加物及油害，早已寫在他們的臉上，是故到處長滿痘子，那是體內的毒太多的宣洩方式之一，又加上不運動，沉迷於網路，錯亂的生理時鐘等，他們如何能比我們三十年前強，簡直就是不可能的，真該發起一個健康重整運動來強化青少年的體能以增加國際競爭力才是。

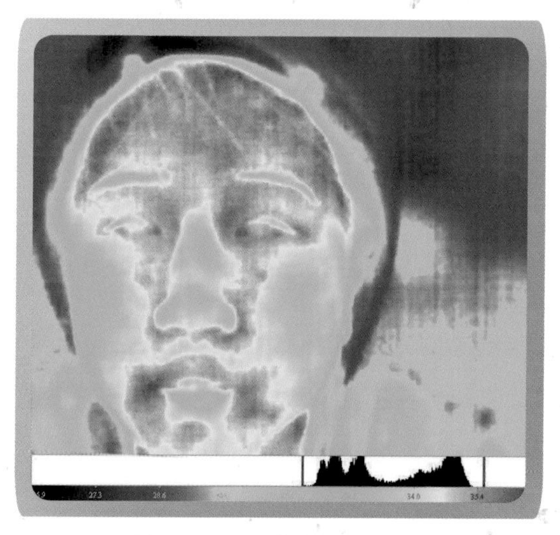

▲ 圖 11.21　腎臟發炎後的熱像圖

養生筆記

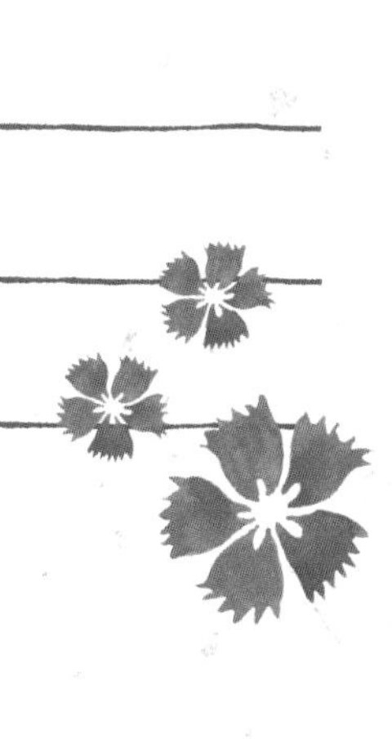

12 心健康，人就健康

小企業，如一般的行號，其關門的兩個主要理由是：賠錢撐不下去或者生意太好，老闆賺到了錢卻把健康或命賠上了，而因此不得已只好關門大吉了。前幾年景氣不佳，前者居多，但也因此衍生了許多因失業而導致的「心因性疾病」，也有許多的老闆因太拼了，最後「賺得」一身的病。

另類醫學與能量醫學愈來愈重要

所謂「治病的方法不嫌多，契機就好」，今天也要提倡「治病、保健的方法不嫌多，有效就好」。畢竟坊間治病的方法很多，有西醫、中醫、物理治療包括按摩、耳針、蜂針（一種用蜜蜂的針螫穴道的療法）、電療、雷射針灸、交流磁場、氣功等，還有另類的療法，包括心理治療、心理暗示、群體治療、飲食療法、音樂療法、芳香療法、能量醫療等。保健的方法更多，幾乎每一個人都有一套，主觀的較多，人云亦云的較多，學識或學歷高的人主觀意識很強，往往尚未了解事情的真相就輕下妄語，此對家裡生病的患者具有決定性的影響。

近幾年因直銷業、網路及通訊的發達，資訊易流通，有不少的醫生、博士走出自己的藩籬，向更寬廣、更深入的醫學領域探索，也能夠接受另類的醫療，他們的「心胸開闊」能夠廣學博究，實是我大眾之福。不少西醫專科醫師，也致力於中醫治療慢性病的研究，更有醫師不斷地提倡自然療法、另類醫學、能量醫學等的預防醫學，這樣的醫師愈來愈多，將是眾生之福。

雖然我們要相信專業，但是在一種專業之外，我們也要給病人或自己一些「另類專業」的幫助，譬如給予適當的按摩或配合一些「安全性高」的初級與三級的食品來幫助他（自己先弄懂，不要道聽塗說的），給予安慰及鼓勵，而不是「病急亂投醫」隨便服藥或不明副作用之偏方，或者以自己不安的心直接、間接地影響病人，要像聯合國的世界衛生組織（World Health Organization, WHO）的宣言一樣：「不單只關注自己的健康，也對別人的健康保持關心；維護並注意自己的健康，同時也盡心盡力對別人的健康持有互相關切的心態。時常持有以科學方法來照顧自己及家人健康的態度，並按照其指示原則來執行。」

筆者才疏學淺，且醫學浩瀚，故二十多年的努力學習，皆著重在安全性高、整體性、全方位的保健養生法，實際的經驗以及無數的見證，讓我肯定在所謂「正統醫學」的效果之餘，也歌頌「另類療法」的優異，尤其慢性病及防老、保健方面，人類尚有很遠的路要走，不但飲食要回歸自然有機，生活要簡單、單純，政府也要努力創造一個低污染的環境給我們，對於衰退的地磁可以藉人工的交流磁場來加以補足（至於負能量的地脈線的測量及減低其影響的方法，容以後在專書中介紹），心靈則要有所寄託以及歸依的地方，「心因性的疾病」就會減少，衝突也會減少；否則每十五分鐘就有一位癌症病人產生，將會上升至十分鐘，甚至三分鐘，大家對「健康的未來」愈沒有把握，心理的不安會使人更放浪形骸，感覺「活的沒有明天」，到時候社會的資源恐怕會不夠使用而造成暴動及紛亂，這不是我們所樂見的。

作者專欄

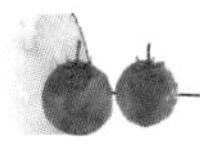

我自己也有好幾次「犯了規」，常熬夜至清晨一、兩點寫上課的講義，四、五點即起床開長途車的經驗。尤其86年時，因朋友生病，希望我至其電子工廠幫忙，原本已夠忙的我，負擔變得很沉重，時間不夠用，其中有好幾次趕貨，通宵達旦，白天依然工作，都是利用等紅燈的時間休息數十秒來補充睡眠，甚至有每天只睡一、兩個小時，要操作機器或面對熱熱的熱板（Hot plate）將焊不好的電子零件修整，就這樣持續好幾個禮拜，現在想起來，沒把命賠掉還真萬幸呢！

時時養生才有健康美麗的人生

如果你是企業的老闆，或是要與時間與體力競賽的考生，或長期處於高污染的環境中，那麼你需要為自己的「健康加分」，因為你在與別人競賽，看誰體力好、耐力好，而且活的久。常聽到某人升遷後不久，就罹患重症的消息，此時公司、工廠的業務只好放手，而公司員工的整體「生物能」或活力不佳的話，也會影響生產效率及工作成果。

於此筆者提出「健康搭檔」或「健康伙伴」的觀念，於家中則是夫妻、子女等互為搭檔，住校學生則是找一位志同道合的朋友為搭檔，一起了解及分享健康的資訊，並互相提醒健康的準則，藉著共同的飲食改善及運動來提升生物能，若是不巧其中一位生病，另一位則可以適時提醒較正確的調理方法，或進行手、腳、耳、背等的按摩，以使疾病的痛苦能緩和及快速改善，畢竟少一天的疾病就多一天工作或用功的機會，搭檔的健康度一定比別人好，兩人的磁場能量也會比別人高，自然平均成就會比一般的人為佳。

作者專欄

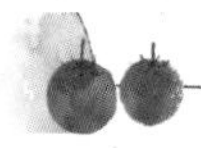

我的朋友江小姐，長我幾歲，經營土地代書有聲有色，可惜於四十歲左右發現子宮頸癌，後經治療，稍癒，雖自此較重視保健及養生，但不徹底，一年後復發，不但結束事務所，而自己也受病魔折磨了一年後走了，是故大家不可不慎！

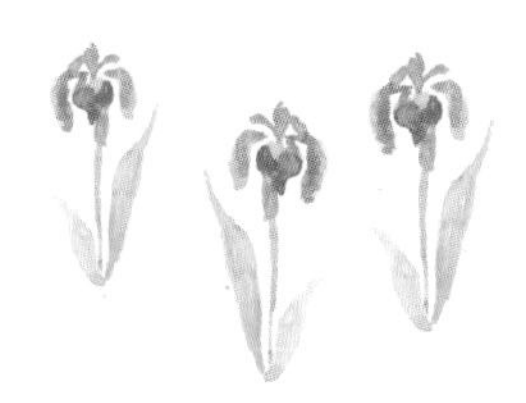

12.1 人命無常，國土危脆

在現代民主政治流行的時代，戰爭較少，大家比較感受不到「國土危脆」這句話的意義（除了風災、地震、水災發生時例外），但是從政者的改朝換代此起彼落是常見的，是故為政者應體會政治的冷漠及無常，得志時勿驕傲，失意時勿沮喪，平常心處之，方不致得病。至於「人命無常」我們應有較深的印象，我們周遭的人，應該有不少已經往生了（不一定去西方極樂世界，很少人去得了，大部分皆一再的輪迴）！還有不少的親朋好友其家人正與病魔搏鬥中，他們生病前，想也想不到會有今天的地步，是故健康的身體是「人人有希望，個個沒把握」，但是如果你從手掌、腳掌上的反射區，臉上、耳穴、指甲上，十二經脈的穴位等，都可找到端倪，很多的警告已由身體發出，你沒有用「心」察覺而已。

除此之外，檢驗的方法何其多，西醫的各種先進的設備（X光、超音波、正子斷層掃描（PET）、功能性磁振造影（fMRI）、尿液血液檢查等）及中醫的望、聞、問、切等，還有虹膜學（一種利用瞳孔上的徵兆來檢查身體的方法）電位學良導絡（conductivity）值之測定，甚至最新的各種配合電腦的檢測儀器，都可以幫你找出可能的毛病，但是要鉅細彌遺地將身體內各種「小毛病」皆改善而不再患，需要持續性地為自己健康加分，我們不可能運動三十天就可終生不運動，或者吃了三個月的有機食物就足以延年益壽，一切皆需不斷的努力及累積的。

經過上述各種方法的努力加成後，你的健康愈來愈有保障，自己可以每三月至半年跟自己以前比較，體力是否比以前進步，生病是否少了，就算感冒也會較快好，如果你力行的完整度愈高，經過一、二年，自己會感覺年輕一、二歲。

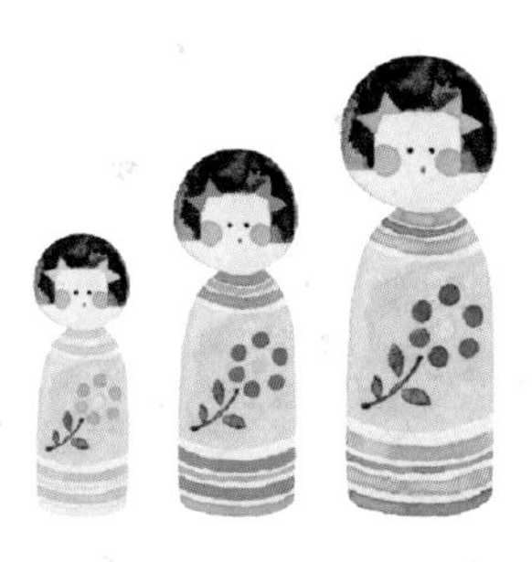

12.2 天生我材必有用

每一個人出生時就有不平衡的事，舉例來說：出生時的年、月、日、時，各有天干地支的五行屬性（金木水火土），因為只有四行（如83年是甲戌年算一行，月、日、時各一行），就算最好的狀態，也永遠少一「行」，從出生的月分來看也會有不同疾病的傾向，例如，射手座的人，肝臟及骨頭方面需多留意的，天蠍座的人要多注意生殖系統等，請逕自參考相關網站，我們的出生既然已無法改變，當下的努力最重要，是故養生保健最重要！

我們每個人都有一些專長或天賦，都是前世修來的，有一長就有一短，凡是看積極面，就不會想不開。當今世界上的醫術一直在進步，且一日千里，但對「人」這個地球上最高等的動物也僅知道部分而已，尚有許多還在摸索中，君不見醫學愈進步，各種新的疾病更層出不窮，讓醫生束手無策，因此醫界不能否認「另類醫學」或「養生保健術」、「能量醫療學」的價值，而我們也不能諱疾忌醫，畢竟各有所長，可互補其短，應以更開闊的心胸及虛心的態度去了解、去包容，這才是真正「心」的健康。

中國比我們早一步跨越中西醫的藩籬，中西醫互補其短，互揚所長，此對病患是一大福音，加上氣功及養生功的輔助，成效卓著。而各種有益人體健康的事物皆值得推展及採納，若各界能除去私心，共同研究及接納，必為全民之福。

作者專欄

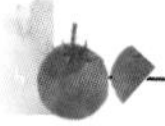

民國86至89年間筆者因為工作的關係常開車往返於臺中、臺北、中壢，一年就奔波一百趟以上，忙碌異常，每天工作超過十八小時持續三年，民國89至94年讀博士期間，每天工作超過十七小時持續五年，可是都盡量撥出時間去力行上述的方法，因此並沒有過勞死。

雖然現在已經五十多歲，體力至少比我的學生還好，我現在仍然可以維持至少每天工作十二小時的能力，但對大多數人最好不要，尤其是中老年人，而我本人現在也盡量在研究、教學、家庭、武術教學、修行等各方面取得平衡。

保健食品、機能性食品，或有機食品等皆不是仙丹，要正確使用，選對了也要長期使用，食品不能馬上取代藥物，但是正確使用的話，身體的毒物會下降，能量上升，一些器官逐漸恢復功能，因此自能減少藥物的依賴及相關疾病的併發症，同時也增加運動及保健時間，然後再做一些積功累德的事情，身體自然逐漸轉好，達到身體輕安、精神愉快的境界！

12.3 給特定對象的健康建議

給病患的建議

正在接受中西醫的治療時，不可貿然停止用藥，尤其是西藥，例如，降壓劑、胰島素等，否則會有嚴重的後果，此時藥物可控制病情，不可否認其功勞，但長久的服藥，其副作用及加重器官的負擔是難以評估的，因此若能以上述的各種方法漸漸使身體的體質、體能好轉，透過醫生的檢查而減少用藥，慢慢地往健康之路走才是上策，若身體已較以往健康後，不可找任何藉口而不給自己持續「健康加分」，否則因老化及進入體內毒物的累積，會使病情再現惡化，那時恐怕後悔莫及了。

另外，一定要學會「放下」，因為埋怨老天自己為何得病，不如真正的懺悔自己，一定是前世及今生的錯誤，造成今天的局面，唯有如此，自己努力，自助而後人助，天助，必能走出病痛。

給一般人的建議

現在很少人不過勞的，因為競爭壓力愈來愈大，人的欲望愈來愈多，養生保健是刻不容緩的事。若是身體無病，但體力一年不如一年時，可以考慮用任何一種檢驗的方法，找尋出潛在的毛病，若沒有，雖可喜，但自然的老化也需重視，否則一但那微不足道的小病來襲，恐怕也會引發一連串的病變，令人無法招架。若能依本書的「健康加分」的觀念來養生保健的話，可以確定的是您未來會更健康，更快樂。

尤其是超過四十歲的人，晚上一定要減食，大約是平常食量的一半，絕對不吃宵夜，若要聚餐宴客，最好選擇中午，飽餐後也比較能消化，公司的老闆若能主動提倡養生觀念，不讓員工熬夜加班（輪三班制例外），聚餐盡量吃素食或有機食材，酒類少喝或不喝，同時帶頭做運動，相信公司的員工健康了，向心力及戰力就更好，企業就會經營的更好，君不見現在四、五十歲的人或罹病或往生的多的是。

有人說：「只要能活過五十歲以後，就等著老死了。」此言有點誇張又不無道理，因為四、五十歲的人，正值事業顛峰，家庭壓力又大（小孩尚未獨立），又有老父老母要照顧，又是最不懂養生也最沒時間進行養生的人（沒空去了解），有時也不知道自己已經老化，體力大不如前，遇事仍硬撐，故此階段不生病則已，一生病即重病。以圖 12.1 說明之：

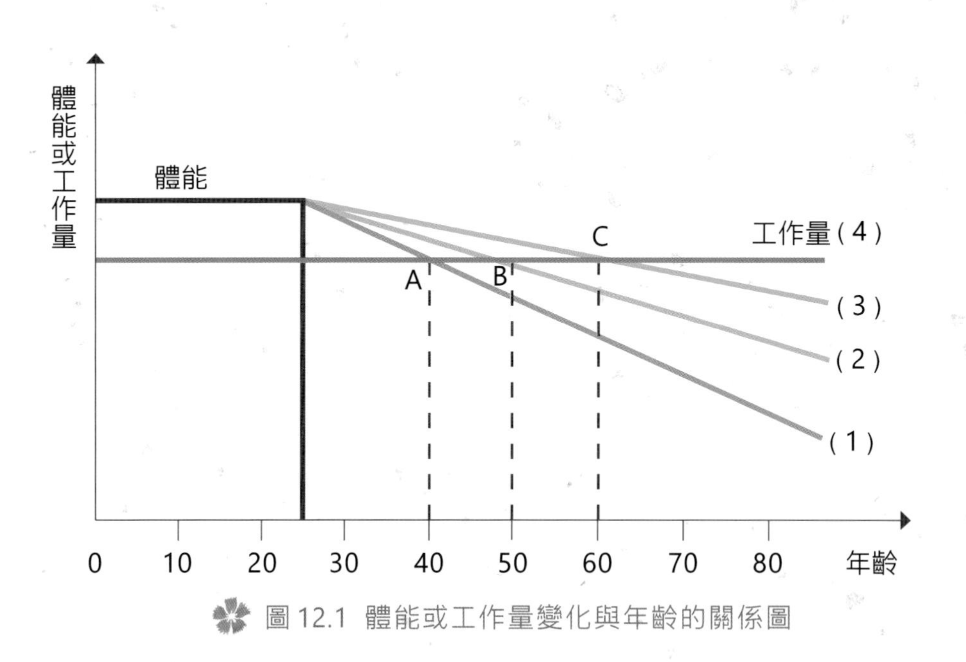

圖 12.1 體能或工作量變化與年齡的關係圖

- 斜線1是我們自然老化的曲線。
- 斜線2是有保養後的老化曲線（視每個人保健養生的程度而定）。
- 斜線3是保養更好的老化曲線。
- 橫線4是我們的的工作量，運用處事經驗及智慧可以使工作量減低且提高效率，加上保養得宜，必然是游刃有餘。
- 以工作量為常數（直線4）。
- 斜線1與橫線4相交於A點，表示過了四十歲以後就不堪負荷了。
- 斜線2與橫線4相交於B點，表示過了五十歲以後才不堪負荷，差十年。
- 斜線3與橫線4相交於C點，表示過了六十歲以後才不堪負荷，十年或二十年可以改變許多的事情，君不聞：十年河東，十年河西。

因此有好體力及堅毅的心，力行身、心、靈健康三要，可以持盈保泰，一定有幸福健康的人生。

給失業者的建議

由於沒有固定工作，或退休後工作量大量減少，需要應付的事情變少，因此大約三個月後，紅血球的數量就會下降至所需的數量為止[16]，因而產生貧血的現象，而逐漸對任何事都提不起勁，因為平常上班時需要應付的事情很多，細胞需要的氧氣及熱能增加，故能用氣力促進骨髓的分裂，而自然就會產生足夠紅血球的數量。若是產生貧血情形就很難再就業或者身體很快就會變差，甚至死亡。

失業者需維持常規的生活，每天學習新事務，按時起床及運動，如此身體才能健康。可以抱怨，但抱怨不能超過三分鐘（因為抱怨沒有用，工作機會不會因為你的抱怨次數多就會自己找來，要失業者不抱怨也很困難，所以說：抱怨不能超過三分鐘，就要打起精神找工作，如果沒有工作而閒暇時間較多，可以幫忙家務，或做義工，也可以每天虔誦《藥師琉璃光如來本願功德經》或〈文昌帝君陰騭文〉，且依經文去做，然後迴向自己就業順利，一部（次）不夠就十部，十部不夠就一百零八部，一定能夠順利找到工作。

給退休者的建議

每天至少維持半天的工作，例如，家務、社區志工、耕種、定期旅遊等，以及適當的運動及不定期的布施及放生（正確放生，吃素也是放生的一種），我的岳母已退休十多年，仍然在醫院及城隍廟當志工，週一至週五每天至少半天的工作，現在已經八十歲了，生龍活虎；反觀許多退休者，因為離開了工作幾十年的崗位，生活未做妥善的安排，若加上其他因素，很快就疾病纏身，不可不留意！我想「退休」這兩個字應該改成「轉進」比較妥當，亦即轉換跑道，持續地貢獻家庭及他人，因為唯有如此才是人生的真諦，試想，天天玩樂、等著別人服侍或者有能力服務他人，哪一種比較快樂？

作者專欄

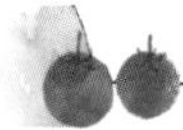

我本人就有兩次志願性失業的經驗，因此能夠深深體會那種感覺，記得民國81年剛離開中科院時，家父心臟開刀後需要人照顧，我也沒出國念博士，大女兒剛出生，我足足有三個多月無所事事，那種感覺至今難忘，因為三個月後，不知道為什麼，我就提不起勁，後來研讀許多醫書後才知道自己因為沒有具體的生活目標，而造成紅血球的數量下降（再生性不良貧血）。

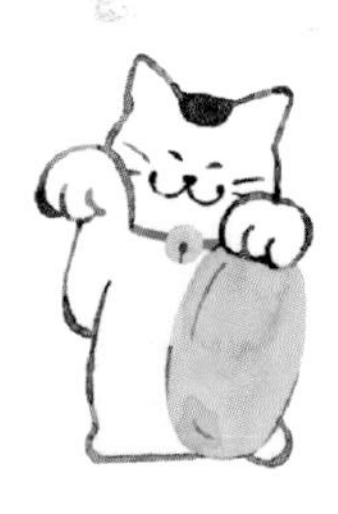

12.4 決心健康過一生

健康就在一念之間，讀者只要下定決心，朝向「無疾而終」來努力，不斷地為健康加分，焉有不能成就之理，一念之間，學校就蓋起來了，一念之間，偌大莊嚴的佛寺就聳立山頭，凡事一念之間，剩下來的就交給時間慢慢地累積而完成。身體健康了，心理健康了，就要提升靈性的層次，漸漸地修持，自渡渡人，自利利他，行菩薩大道，不然空有健康的身體，於眾生又有何益？

身體健康大多是一點一滴的流失的，相對的，要恢復過來也要一點一滴的加成的，完全依據自然律的；從生機飲食、三級機能性食品、斷食等要融入生活中不是很困難，互相的按摩及關照都不難，但要從根本的「心」及「業力」著手就不容易了，此需要有恆心地「關照」自己的念頭及依正法修行之。

筆者才識淺薄，尚有許多待努力學習的，期望更多的有識之士能加入這個行列，並將心得與大眾分享，未來國人會更健康、更充滿活力，而能免除疾病纏身之苦，實是我國人之大幸！最後有幾句話與大家分享，這幾句話是我三十五年前無意中看到而抄下來的，不知出處，若有冒犯尚祈見諒！

世上沒有任何事物可以取代毅力的地位。才華橫溢卻一事無成的人多如牛毛；經驗滿腹而怠忽職守的人也無以計數，唯獨毅力和決心具有通天徹地的能力。

要健康也是如此！

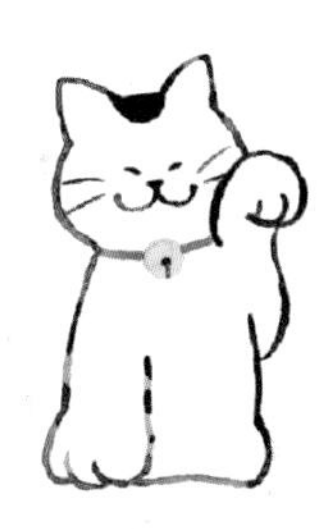

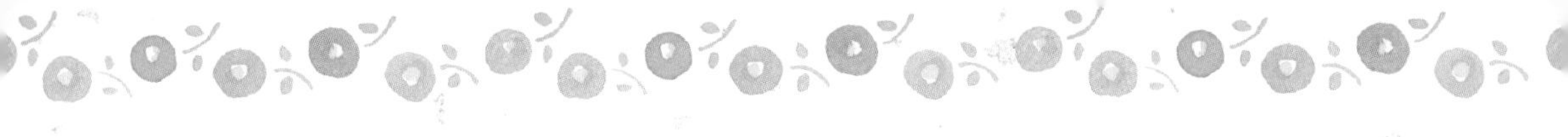

參考書籍

❶ Stanley T. Omaye (2004). *Food And Nutritional Toxicology, CRC PRESS.*

❷ 雷九南 (1993)。**身心靈整體健康100問**。臺北市：琉璃光出版社。

❸ 鄭建仙 (1995)。**功能性食品 (第一卷)**。北京：中國經工業出版社。

❹ 許瑞祥 (1992)。**靈芝概論**。臺中市：萬年出版社。

❺ Daniel J.Royse (1996). *Mushroom Biology and Mushroom Products.* Proceedings of the 2nd International Conference, June 9-12.

❻ 劉國柱 (1990)。**現代科學看靈芝**。臺北市：雙利實業有限公司。

❼ 李旭生 (1989)。**科學的靈芝**。臺北市：華視文化公司。

❽ 吳季華 (2011)。**慢性病治療的新曙光：雷射針灸**。臺北市：書泉出版社。

❾ 吳季華 (2012)。**超簡單養生功**。臺北市：書泉出版社。

❿ 李定忠、李秀章 (2004)。**中醫經絡探秘 (上下)**。中國：解放軍出版社。

⓫ 蘇慶華 (2002)。**健康的守護神：國寶樟芝**。臺北市：愛克思文化事業有限公司。

⓬ 2004年樟芝子實體最新研究成果發表暨學術研討會大會論文集。臺北市：永詮出版事業股份有限公司。

⓭ 2008年樟芝子實體最新研究成果發表暨學術研討會大會論文集，臺北市：永詮出版事業股份有限公司。

⓮ 劉炳權、蘇祥 (1994)。**古今時間醫學**。臺南市：大孚書局。

⓯ 楊維傑 (1989)。**金鑒四診心法精解**。臺北市：樂群出版公司出版。

⓰ 九保道德 (2002)。**現代家庭中醫百科**。臺北市：書銘出版事業有限公司。

國家圖書館出版品預行編目資料

這樣吃就對了：提升生命能量的飲食養生術／
吳季華著.--初版.--臺北市：書泉，2018.01
面； 公分
ISBN 978-986-451-111-2（平裝）
1.健康飲食 2.食生
411.3 106018138

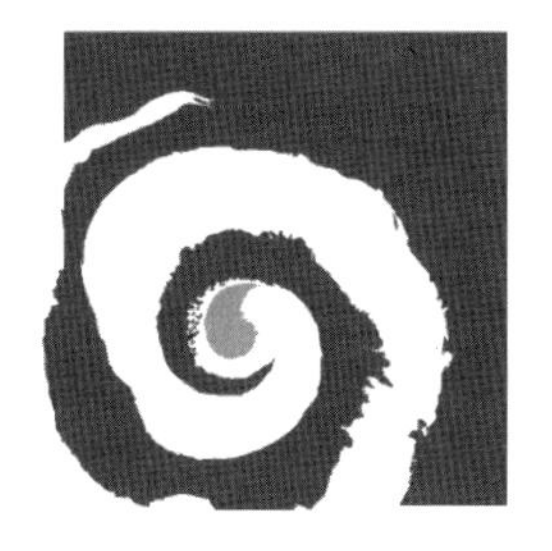

4918

這樣吃就對了：提升生命能量的飲食養生術

作 者— 吳季華(62.5)
發 行 人— 楊榮川
總 經 理— 楊士清
副總編輯— 王俐文
責任編輯— 金明芬 陳美惠
封面設計— 黃聖文
出 版 者— 書泉出版社
地 址：106台北市大安區和平東路二段339號4樓
電 話：(02)2705-5066 傳 真：(02)2706-6100
網 址：http://www.wunan.com.tw
電子郵件：shuchuan@shuchuan.com.tw
劃撥帳號：01303853
戶 名：書泉出版社

經 銷 商：朝日文化
進退貨地址：新北市中和區橋安街15巷1號7樓
TEL：(02)2249-7714 FAX：(02)2249-8715

法律顧問 林勝安律師事務所 林勝安律師

出版日期 2018年1月初版一刷
定 價 新臺幣380元

※版權所有・欲利用本書內容，必須徵求本社同意※